PROFUNDA SIMPLICIDADE

Uma Nova Consciência do Eu Interior

Dados Internacionais de Catalogação na Publicação (CIP)
(Câmara Brasileira do Livro, SP, Brasil)

Schutz, Will
Profunda simplicidade / Will Schutz ; [tradução de Maria Sílvia Netto]. - São Paulo: Ágora, 1989.

Bibliografia.
ISBN 978-85-7183-347-0

1. Autoconsciência 2. Autopercepção 3. Auto-realização 4. Holismo I. Título.

88-2331

CDD-158.1
-150.19332
-152.1

Índices para catálogo sistemático:

1. Autoconsciência : Psicologia aplicada   158.1
2. Autopercepção : Psicologia fisiológica   152.1
3. Auto-realização : Psicologia aplicada   158.1
4. Holismo : Teoria : Psicologia   150.19332

www.editoraagora.com.br

Compre em lugar de fotocopiar.
Cada real que você dá por um livro recompensa seus autores
e os convida a produzir mais sobre o tema;
incentiva seus editores a encomendar, traduzir e publicar
outras obras sobre o assunto;
e paga aos livreiros por estocar e levar até você livros
para a sua informação e o seu entretenimento.
Cada real que você dá pela fotocópia não autorizada de um livro
financia o crime
e ajuda a matar a produção intelectual de seu país.

PROFUNDA SIMPLICIDADE

Uma Nova Consciência do Eu Interior

WILL SCHUTZ

ÁGORA

Do original em língua inglesa
PROFUND SIMPLICITY
Copyright © 1979 by W. S. A.
Direitos desta tradução reservados por Summus Editorial

Capa: **Roberto Strauss**
Tradução: **Maria Sílvia Mourão Netto**

Editora Ágora
Departamento editorial
Rua Itapicuru, 613 – 7º andar
05006-000 – São Paulo – SP
Fone: (11) 3872-3322
http://www.editoraagora.com.br
e-mail:agora@editoraagora.com.br

Atendimento ao consumidor
Summus Editorial
Fone: (11) 3865-9890

Vendas por atacado
Fone: (11) 3873-8638
e-mail: vendas@summus.com.br

Impresso no Brasil

ÍNDICE

Prólogo 7

Introdução 9

1: PRINCÍPIOS 19
Holismo.. 20
Ausência de Limitações.............................. 27
Escolha... 31
Simplicidade 57
Verdade... 75
Completamento 91
Dimensões Básicas 103

2: APLICAÇÕES 125
Princípios de Aplicação............................. 129
Direito.. 135
Qualificação Profissional.......................... 141
Medicina 147
Política... 155
Esportes.. 167
Educação 175
Família 179
Viver... 185
Escurecimento 187
Epílogo... 189
Notas 191

PRÓLOGO

— É incrível! Nunca conheci ninguém que falasse como você.
— Todo mundo pode falar, pelo menos um pouco, se quiser.
— Você vai responder às minhas perguntas?
— Com prazer.
— Estou vivendo há muito tempo e não sei por quê. Para que estou aqui?
— Todas as coisas, sejam elas computadores, cidades ou flores, estão aqui para desabrochar, para se tornar o que são capazes de ser.
— A nível ideal, talvez, mas existem muitas pessoas que não me deixam ser aquilo que eu poderia ser.
— É você mesmo que está se detendo. As escolhas que você faz determinam a vida que você leva.
— Você quer dizer que escolho tudo o que faço?
— Exatamente. Você está no comando de sua própria vida.
— Não me lembro de ter decidido fazer a maioria das coisas que fiz. Sem dúvida, não as teria realizado, se realmente tivesse feito uma escolha.
— Você pôde fazer sua escolha. Apenas não se deixou saber que estava fazendo uma opção. Parecia uma carga grande demais.
— O que você está dizendo me assusta. É claro que existem limites ao meu poder de decisão. Quer dizer, em última análise eu não sou...
— Haverá limites somente se você acreditar que eles existem. Na realidade não existe limite algum. Você pode ser aquilo que quiser. E também não tem a obrigação de ser coisa alguma. É você quem decide... Por favor, olhe-me nos olhos. Sinto-me melhor.
— Desculpe... Parece que você está um pouco cansado... Mes-

mo que você tenha razão, e daí? Como é que poderei me tornar tudo o que sou?

— A chave está na verdade.

— Na verdade? O que é que a verdade tem a ver com tudo isso?

— Para atuar melhor, você deve se conhecer. Você deve estar disposto a experimentar tudo o que você realmente é.

— Certo. Isso eu entendo. Mas, e as outras pessoas? Elas podem ajudar?

— As outras pessoas estão na mesma situação que você... Você poderia me embalar um pouco, agora, por favor?... Elas podem ajudar porque são espelhos. Mas há uma exigência.

— E qual é?

— Você deve ser honesto. Para que você possa aprender com elas e elas com você, vocês devem dizer uns aos outros exatamente o que estão sentindo e percebendo. Senão, estarão simplesmente formando redes de cumplicidade, para se enganarem e para continuarem cegos.

— Parece que agora você está falando mais devagar.

— É sim, estou ficando mais fraco. Só vou poder dizer mais algumas coisas.

— Uma coisa só, agora. Sem dúvida, tudo é muito mais complicado do que como você está descrevendo. Há muitas e muitas variáveis no mundo.

— Não. Há muitos níveis de existência, mas são, todos eles, apenas aspectos de você mesmo. Quando você estiver se sentindo e se percebendo plenamente, você chegou lá. Tudo é uma coisa só... Agora estou realmente saindo de sintonia. Quero estar lá, do outro lado. Vejo você mais tarde.

Peguei meu filho Ari, recém-nascido, e delicadamente o coloquei no colo de sua mãe, para que mamasse.

INTRODUÇÃO

ESTILO

Com a finalidade de evitar uma gramática sexualmente discriminativa e também de incentivar o uso de um estilo direto de redação, utilizarei um método de que me vali em dois livros anteriores *Elements of Encounter*[1] e *Body Fantasy*[2]. Para determinadas descrições, usarei "eu", como referência ao eu universal, e "você" para designar o outro universal. Esta convenção evita o desajeitado ele-ela-eles-elas e também o pronome masculino para representar este sexo e o feminino.

Para manter a simplicidade do texto, organizei a maioria das referências e comentários técnicos numa seção de Notas, ao final do livro. O texto continua perfeitamente compreensível, mesmo sem tais adendos. Os números indicados no texto remetem às Notas.

Muitos dos métodos desenvolvidos pelo movimento pró-potencial humano, como os do grupo de encontro, da Gestalt, das fantasias, não são muito conhecidos pelo público em geral. Quando, visando a compreensão de idéias expostas, tornar-se importante o conhecimento e o entendimento de uma ou mais de tais técnicas, serão descritas brevemente, seja no corpo do texto, seja numa Nota. Para os leitores que desejarem investigar tais métodos mais a fundo, a Nota 7 oferece uma extensa lista de referências.

A NOVA ERA

A humanidade está se encaminhando para uma revolução significativa. As revoluções sociais dos anos 60 propiciaram, na década seguinte, um maciço movimento de conscientização. Como decorrência destes acontecimentos, atualmente está emergindo uma nova forma de auto-percepção, talvez ainda mais significativa que as precedentes: a de que cada um de nós está no comando de sua própria vida. A primeira era da Humanidade baseava-se na ignorância e na superstição. Não eram conhecidas as leis do Universo, da Física, da Psicologia, da Sociologia e da Fisiologia. Inventávamos crenças e superstições e vivíamos segundo as mesmas.

A revolução científica substituiu a ignorância pelo conhecimento e modificou o mundo. Ficamos sabendo como funciona a natureza e nos inteiramos de como superá-la, ou de como nos harmonizarmos com ela.

Neste momento, está despontando no horizonte uma noção que nos surpreende captar: estamos começando a perceber que as leis da natureza só funcionam se assim o desejarmos.

Por toda parte há pessoas desafiando as leis da natureza. Sujeitos de laboratórios de *biofeedback* alteram sua pressão sangüínea,[3] pacientes com câncer detêm o avanço de sua doença,[4] pessoas paranormais entortam chaves e deslocam objetos com a força de sua mente,[5] e há aqueles que reagem a situações de inveja sem se tornarem invejosos. Não somos obrigados a obedecer a lei alguma. Nós é que dirigimos o espetáculo.

À medida que aumenta minha autopercepção, cresce meu controle de mim mesmo. Quando sou ignorante, não me permito saber como harmonizar-me com as leis da natureza. Quando adquiro conhecimento, posso harmonizar-me com a natureza, mas não necessariamente me permito saber como mudar as coisas que gostaria de mudar. Quando tomo consciência de estar escolhendo todas as coisas, posso assumir a responsabilidade por minha própria vida e vivê-la do modo que quiser.

Desvendo meu próprio poder, conforme tomo consciência e conforme começo a dizer a verdade. A verdade me liberta. A verdade faz-me compreender como conduzir minha própria vida.

A revolução da tomada de consciência, da autopercepção, começou em diversos lugares mas, mais ostensivamente, como parte de um fenômeno basicamente localizado na Costa Oeste dos EUA, de aparência até regional, e que ficou conhecido como movimento pró-potencial humano. No final da década de 60, a Califórnia, depois os EUA e, então, o mundo, tomaram conhecimento de uma variedade de teorias e técnicas destinadas à efetivação do potencial humano. Em 1976, Adam Smith[6] comprovou a validade destes métodos, ao fazer o relato de suas experimentações com algumas das técnicas. Grandes segmentos da população responderam com entusiasmo a cada uma das técnicas própotencial humano, dando então origem a um livro de vendagem recorde e a um significativo contingente de seguidores para cada método.

Grupos de encontro, Gestalt-terapia, *rolfing*, análise transacional, bioenergética, meditação transcendental, psicossíntese, Arica, relaxamento, respiração, T'ai-Chi, Aikido, a técnica de Alexander, Feldenkrais, Trager, Cooper, jejum, ioga, Fisher-Hoffman, cientologia, terapia do grito primal, Baba Ram Dass, *est*, além de um limitado grupo de gurus e *swamis* que, ao largo dos anos 70 difundiram-se por todo o território dos EUA?[7]

Esta abundância de métodos para a melhoria da "qualidade de vida" tem sido alvo das mais variadas reações. Alguns observadores constatam nesse movimento a maior esperança possível para a elevação e a evolução da humanidade. Outros consideram os métodos como modismos que crescem em popularidade e logo declinam, para depois desaparecerem.

Na verdade, nenhum dos métodos desapareceu; o que acabou sumindo de vista foi a cobertura dada pela imprensa nacional. Por definição, uma coisa só pode ser notícia — ou seja, a novidade — por um período de tempo limitado. Depois que diminuiu a atenção do público, cada um dos métodos difundiu-se mais além de suas fronteiras originais, tanto dentro quanto fora da América do Norte. As técnicas própotencial humano estão sendo aplicadas em prisões, escolas, igrejas, hospitais, negócios, psicoterapia, teatro, esportes, política, aconselhamento matrimonial, vida conjugal, educação infantil e até mesmo em quartetos de corda!

Todos os métodos que alcançaram popularidade beneficiaram várias pessoas. Cada técnica é uma forma diferente de apresentar idéias muito profundas e muito simples, idéias que vêm sendo filtradas ao largo dos séculos e em muitas nações. Cada uma delas atrai tipos diferentes de pessoas, ou a mesma pessoa em diferentes estágios de sua vida.

Para aqueles que querem obter respostas, os gurus são ideais, na medida em que criam condições que as pessoas podem usar para ir até seu próximo nível de evolução humana. Para quem busca confrontos poderosos que possam tirá-los de caminhos sem sentido nem direção, Gestalt, grupos de encontro ou *est* são mais indicados. Há pessoas que sentem o corpo sem vida e então se valem de várias abordagens para despertarem e começarem a sentir o que está abaixo do pescoço, passando então a viver de modo mais pleno. Para estas, *rolfing*, bioenergética, Alexander, Trager ou Feldenkrais podem ser mais aconselháveis.

A nova revolução se nutre do manancial de verdades antigas. A maioria das respostas já se conhece há séculos: "A verdade liberta",

"Conheça-te a ti mesmo", "Auto-responsabilidade", "O corpo é o templo da alma".

Sabemos tudo e tudo desconhecemos porque não acreditamos realmente nestas verdades. O que é novo é estarmos começando a crer nelas e a descobrir e inventar a tecnologia que nos forneça os meios para sua implementação em nossas vidas. Os princípios norteadores das técnicas pró-potencial humano tornaram-se luzes que penetram no dilema humano e o iluminam. São extraordinárias suas implicações. Suas aplicações na sociedade moderna estão refazendo a tessitura cultural. A Medicina aprimorou-se e se expandiu; os governos eram completamente caóticos, enquanto tais princípios não foram estipulados com clareza e objetividade maiores; o direito, os programas sociais, a economia, eventos esportivos, a religião, os impostos, a vida em família, a educação, a indústria e as relações humanas, incluindo nossa mortalidade, sofreram profundamente os efeitos desses princípios.

Este livro é uma tentativa de detectar a profunda simplicidade oculta sob a roupagem de tantas abordagens diferentes à questão da plena concretização do potencial de um ser humano, visando integrar estes princípios ao método científico, quando for conveniente, e também descrever alguns exemplos de aplicação destes princípios à existência moderna.

Para esboçar os aspectos básicos que sustentam essa investigação, começo apontando minhas próprias experiências com as técnicas pró-potencial humano e com a ciência acadêmica:

— Aluno de Hans Reichenbach e de Abraham Kaplan, na UCLA, com quem estudei o método científico.

— Quinze anos de pesquisa científica acadêmica, como professor universitário em Harvard, Chicago, Berkeley, Tufts, Faculdade Einstein de Medicina e, atualmente, na Antioch, de São Francisco. Escolhido oito vezes para conduzir pesquisas mediante contrato com instituições particulares e do governo (Ministério da Educação, Ministério da Marinha, Fundação Rosenberg).

— Vinte anos de trabalho com grupos de encontro nos EUA e também na Austrália, Canadá, Inglaterra, França, Alemanha, Holanda, Israel, México, Nova Zelândia, Nigéria, Porto Rico e Suécia.

— Vinte anos como consultor nos setores comercial, governamental, educacional e de organização comunitária.

— Seiscentas horas de psicanálise.

— Dez sessões de psicossíntese didática.

— Um ano de terapia bioenergética.

— Quarenta e três sessões de *rolfing*.

— Treinamento básico em *est*.

— Treinamento de quarenta dias em Arica.
— Leituras e treinamentos com o paranormal Jack Schwarz.
— Treinamento em teoria de acupuntura.
— Treinamento com a teoria e os exercícios de Feldenkrais.
— Graduado como *rolfista*.
— Graduado como praticante de terapia por zona.
— Membro graduado da Associação Americana de Psicoterapia de grupo.
— Membro graduado (desde 1950) da Associação Americana de Psicologia.

Fiz minha leitura de Tarot, tirei meu I Ching, fiz a análise de meu mapa natal, diagramei meus biorritmos e passei pela interpretação de minhas íris oculares (Iridologia). Com Bhagwan Rajneesh, em Poona (Índia) vivi o *darshan*. *Mantras* foram entoados para meus *chakras*. Fritz Perls me filtrou pela Gestalt, Ida Rolf me massageou, e Alexander Lowen me bioenergetizou. Fui estruturalmente padronizado por Judith Aston, e discípulo de Aikido e Alexander. Assisti a várias palestras de Alan Watts, Abraham Maslow, Carl Rogers e Rollo May. Meditei em Tassajara num centro *zen*, fiz ioga regularmente durante seis meses, aprendi a forma breve do T'ai Chi, durante seis anos corria diariamente perto de cinco quilômetros, vi auras, fui astralmente projetado, tomei a maioria das drogas psicodélicas conhecidas e jejuei durante 34 dias tomando apenas água destilada. Conheci Timothy Leary quando ele fumava só cigarros, e Ram Dass (Richard Alpert) quando ele se barbeava.

A VIDA COM ALEGRIA

Certa feita John Dewey disse que toda teoria necessita de uma determinada suposição improvável. Afinal de contas, todas as afirmações são, em última instância, testáveis.

A suposição improvável da presente filosofia é esta: minha finalidade última como ser humano é viver com alegria. A alegria é o sentimento resultante de eu explorar o meu ser, minhas faculdades cognitivas e sensoriais, meus sentidos, meu corpo e meu espírito, de todas as maneiras que eu for capaz. E fico menos feliz quando não estou usando o meu ser e quando estou me bloqueando.[8]

Quando os pesquisadores de opinião pública indagam qual é o objetivo da humanidade, a resposta mais popular é *paz*. Para mim, paz é um objetivo insignificante, se pensarmos em todas as nossas capacidades. Enquanto objetivo social, a paz é simplesmente a ausência de guerras; como objetivo pessoal, é a ausência de tumulto. A experiência da alegria transcende a ausência do negativo.

O objetivo da alegria reflete o movimento pró-potencial humano, quando contrastado com a psicoterapia de cunho mais tradicional. Há muitos anos, trabalhei numa instituição psiquiátrica como psicólogo, juntamente com vários psiquiatras. Mantínhamos uma discussão permanente. Sempre me estarrecia ao observar o que os psiquiatras consideravam como família normal. A comunicação entre os membros da família era quase inexistente, não estavam se nutrindo uns aos outros, pareciam estar todos funcionando numa parcela reduzida de sua capacidade total e não tinham vivacidade. Como poderia isto ser uma família normal?

Os psiquiatras viam-na como normal porque era uma família sem evidências de alcoolismo, de crimes, de problemas com drogas, de maltratarem seus filhos, de problemas escolares ou enfermidades mentais. Ficou patente que tínhamos critérios bem diferentes. O objetivo psiquiátrico é levar uma família ou uma pessoa de uma escala negativa até o zero; o meu é fazer a família ou a pessoa ir da escala negativa para a positiva.

A filosofia da vida com alegria também difere das filosofias e religiões orientais baseadas em sacrifícios para se atingir um nível superior de consciência. Para estas abordagens, as atividades dos centros inferiores, como sexualidade e competitividade, são abandonadas, para que a energia possa ser canalizada para centros espirituais mais elevados. Quero que todos os centros fluam plenamente, de modo que a sexualidade e a espiritualidade, a competição e a afeição, o intelecto e as sensações possam todos funcionar em seu nível ótimo. Não vejo necessidade, nem tenho o menor desejo de suprimir uma atividade qualquer em benefício de alguma outra.

A plena experiência da alegria exige a percepção total de mim mesmo e de minhas capacidades. Estou consciente de cada uma de minhas partes e sou capaz de controlar cada parte, independente das demais. Enfrento cada nova situação organizando meu ser total para lidar com ela do modo que desejo. A cada momento, sou capaz de pôr meu corpo em qualquer estado que desejar. Posso vivenciar experiência místicas, estados psicodélicos, conscientização corporal ou o que quer que eu escolher. Posso fazê-lo sem a ajuda de dispositivos mecânicos ou de drogas. Posso fazê-lo simplesmente decidindo que o farei. Quando minha autopercepção é completa, incluindo as menores unidades de minha existência; estou inteiramente no agora, a cada instante. E uma vez que tudo está em todas coisas — o macrocósmico no microcósmico —, estou em todas em partes, sou onisciente, sou Deus.[9] Esta é a plena experiência da alegria.

CRENÇA

Estou prestes a fazer alguns comentários que talvez soem estranhos, comentários estes que questionam grande parte dos pressupostos nos quais tanto vocês quanto eu acreditamos durante muitos anos. Se crer em alguma coisa significa que, espontaneamente, me comporto de modo consistente com essa crença, então acredito muito pouco naquilo que estarei dizendo a seguir.

Há alguns anos, meu filho Caleb, então com dezesseis anos, disseme que queria sair do colégio. Já que alimentava a meu respeito a auto-imagem de um pai liberal, quase maravilhoso, enfrentei com uma equanimidade ostensiva sua declaração:

— Claro, é você quem decide — expliquei-lhe. — Se é isto que você deseja fazer, certamente aprovo. — Pausa. — Sem dúvida você percebe — objetei —, que talvez não esteja depois em condições de obter um trabalho tão bom quanto o que você conseguiria se seguisse com o colégio até o fim. Afinal de contas, só falta um ano e meio para terminar. Você não acha...

— Mas pai, o que é que você está dizendo? Na outra noite você fez aquela palestra sobre a irrelevância de grande parte da educação.

— Mas é que...

— E você também disse que as pessoas devem seguir sua própria energia. Não tenho energia para o colégio. Odeio ir para a escola. Mas fico acordado até as duas da manhã trabalhando nesse meu serviço. E toda noite vou jogar boliche.

Depois de recuperado do choque momentâneo do "Oh, meu filho, o jogador de boliche!", sorri constrangido, disse-lhe que se calasse e lhe pedi desculpas. Só foi preciso um momento para perceber que Caleb tinha razão. Eu vinha há anos, através da palavra escrita e falada, enunciando tais princípios. Mas quando chegou o momento de enfrentá-los num nível pessoal, reagi como meu pai teria reagido, trinta anos atrás. Veio-me à mente uma imagem de mim mesmo como um termômetro. A crença nos princípios que eu defendia tão ardorosamente estendia-se do alto de minha cabeça até a base de minha garganta. Se me for colocada uma questão intelectual a respeito da relevância da educação, mostro-me brilhantemente consistente com minhas crenças publicamente declaradas. Se minha crença for avaliada pela resposta espontânea que dou a uma situação envolvendo meu coração, os sentimentos profundos que se abrigam em meu ventre, meus sentimentos, aparentemente não acredito em absoluto nesses princípios.

Essa revelação amedrontadora fez-me rever todas as crenças sobre as quais vim escrevendo e comentando durante tantos anos. Aliás, aconteceu o mesmo para todas elas... Embora haja desposado a honestidade absoluta, reconheço situações nais quais meu estômago está tenso, minha garganta seca e em que minha voz sai tensa, muito embora esteja sendo honesto. Estas partes de meu corpo não acreditam completamente no princípio da honestidade.

Os livros que escrevi são primórdios de crenças. Declaram aquilo que minha cabeça aceita. O resto de mim mesmo aceita o que escrevi apenas de maneira caótica, como um quebra-cabeças; há em mim partes que aceitam a crença, partes que não têm a menor informação a esse respeito e outras ainda fortemente avessas à crença. Mais tarde, quando me submeti ao método de Feldenkrais [7] (vide página 171), ficou mais clara a natureza parcial de minha crença.

Os exercícios de Feldenkrais exigem um movimento corporal harmonioso. Um deles, em especial, é altamente acrobático. Conforme fui gradualmente dominando a coordenação de meus braços, mãos, pernas, ombros e cabeça, fui sentindo uma maravilhosa sensação de paz, leveza, equilíbrio e abertura. "Que sensação mais prazerosa!", pensei. "Sinto prazer quando estou fazendo o que sou capaz de fazer, quando estou pondo meu potencial em prática". Esse pensamento tinha uma sonoridade familiar. "Ora, foi assim que defini o prazer nove anos atrás.[8] Então é isso que eu quis dizer!"

A sensação estava muito clara. A definição que eu tinha dado no livro *Prazer* estava exatamente correta. Porém, na época em que eu escrevera a respeito, tinha pouca experiência daquilo que eu queria dizer. Ainda não tinha *conscientemente* vivenciado o prazer. Sete anos depois, ao fazer este trabalho, sinto o que já sabia com minha cabeça. Descobri, a seguir, que a mesma coisa acontece virtualmente com tudo o que escrevo. Um livro meu é uma pré-estréia do que estou prestes a vivenciar.

O que parece ocorrer é um processo trifásico. Primeiro, percebo alguma coisa sem tomar consciência disso, por exemplo, a sensação de prazer ao estar fazendo algo de que sou capaz. Depois, quando formulo um conceito, ou quando escuto a formulação do conceito de outra pessoa (vide, por exemplo, a formulação de Rajneesh, à pág. 179), sou orientado por minhas próprias vivências, embora ainda não perceba claramente o vínculo disto com minha experiência prévia. Quando defini "prazer", foi isto o que aconteceu. O estágio final integra a experiência com a formulação intelectual, algo que, por exemplo, aconteceu com o exercício de Feldenkrais. Nesse instante, meu organismo torna-se integrado; a experiência e a percepção consciente da experiência dão-se simultaneamente.

Acredito *verdadeiramente* numa idéia quando minhas reações espontâneas são consistentes com minhas crenças. Minha reação diante de Caleb não tinha sido consistente com a crença de que a pessoa deve seguir sua própria energia. Se tivesse sido consistente, eu teria falado e expressado meus sentimentos de uma maneira solidária. Meu coração teria ficado aberto, meu estômago descontraído, minhas palavras teriam sido de incentivo. Na realidade, apenas minhas palavras foram de apoio e somente depois que Caleb me questionou a respeito de minha primeira reação — e só então — foi que tive tempo para refletir.

As idéias que apresento neste livro pertencem a esta noção de crença. Em minha cabeça, creio que são verdadeiras. Estou convencido de que, futuramente, sua veracidade será reconhecida em ampla escala. Estou completamente seguro disso. Há, contudo, determinadas partes de minha pessoa que momentaneamente não crêem nisto. Quanto mais tempo convivo com estas idéias, percebo suas implicações, e as coloco em ação, maior é minha crença nelas, envolvendo um maior conjunto de partes de mim mesmo.*

Ofereço a você estas idéias em dois níveis: no da hipótese e no da crença. Você pode acreditar, como faço eu, que são verdadeiras, e/ou pode *pressupor* que são verdadeiras e partir para sua experimentação. Algumas delas, como "não existem casualidades", levam uma vantagem quando se pressupõe que sejam verdadeiras. Se você se permite pensar, por exemplo, que não existem casualidades, terá então uma oportunidade para descobrir se essa afirmação é verdadeira ou não. Se em sua opinião muitas coisas são resultantes de ocorrências casuais, jamais saberá se teve ou não algo a ver com acontecimentos ocorridos em sua vida. Por conseguinte, pressupor algo é uma postura pragmática.

E o que aconteceu a Caleb? Saiu da escola, seus negócios fracassaram e ele começou a passar grande parte de seu tempo em pistas de boliche. Em razão disso, tornou-se um jogador muito bom, e depois cansou-se. Por sua própria iniciativa, começou a estudar para os exames supletivos de colegial, passou e entrou na faculdade um ano e meio antes que seus colegas de turma do colegial. Parte de sua educação universitária ele mesmo custeou com os prêmios recebidos por vitórias em torneios de boliche. Transferiu-se para a Universidade da Califórnia, *campus* de Santa Cruz, formou-se com distinção e foi aceito como aluno na pós-graduação da UCLA.

---

* Em 1984, em seu livro *Couraça Muscular de Caráter — Trabalho Corporal em Psicoterapia: Fundamentos e Técnicas,* J.A. Gaiarsa afirma, abrindo o trabalho: "Sobre o jeito de me ler — Leitor, sou muitos." (N.T.)

1
PRINCÍPIOS

HOLISMO

> Deus não escreveu as leis em páginas de livros, e sim no coração e no espírito das pessoas. Estão na respiração, no sangue, nos ossos, na carne, nos intestinos, nos olhos, nos ouvidos e em todas as mínimas partes de seu corpo.
>
> — *Jesus Cristo*[10]

Um princípio amplamente conhecido e dificilmente acreditado é o que afirma sermos, cada um de nós, um organismo integral e unificado. Sou um organismo que se manifesta através de pensamentos, sentimentos e sensações, através de movimentos, e que tem uma dimensão espiritual. Estas não são funções desvinculadas. Minhas sensações e sentimentos influem em meu pensamento, minha vulnerabilidade a sensações determina meus movimentos. Também a enfermidade é uma manifestação de todo o meu ser. Tenho integridade tanto no sentido de ser inteiro quanto no sentido de ser genuíno.

Existe uma forte corrente cultural que reconhece o holismo. Profissionais de saúde, advogados, dentistas, políticos, homens de negócios, esportistas e pedagogos que trabalham dentro da perspectiva holista estão começando a emergir na Califórnia e em todas as parte do mundo.[11]

O distanciamento em relação ao dualismo mente/corpo e a reaproximação da totalidade da pessoa estão ocasionando modificações profundas em nossa forma de entender o corportamento humano.

As enfermidades respondem melhor a uma abordagem total ou holista. Quando os especialistas em câncer tratam da doença como se fosse apenas uma doença do corpo, são medíocres seus resultados. Um famoso cancerologista, representante de pesquisadores, concluiu recentemente, após uma criteriosa avaliação dos trabalhos na área:

Após aproximadamente duas décadas e vários bilhões de dólares gastos em pesquisas para a cura (do câncer), os números oficiais relativos à estimativa de índices de sobrevivência em torno de cinco anos não autorizam, em hipótese alguma, uma atitude otimista.

Havia também a questão da verdade envolvida, como diz ele a seguir:

> Finalmente, visitei outra instituição para o estudo do câncer, uma das mais afamadas, onde conversei com um médico que ocupa um elevado posto administrativo. Segundo este profissional, "o problema está na mente fechada da Medicina. A ortodoxia predomina em todos os setores e é difícil fazê-los dar ouvidos a uma nova idéia... Estou convencido de que, para determinados casos de câncer, os índices de sobrevivência eram melhores há algumas décadas, mas não diga a ninguém que falei nisso. Oficialmente, estamos fazendo muitos progressos".[12]

A incapacidade de se reconhecer a unidade essencial do corpo/mente promove um entendimento inadequado do comportamento humano. A medicina americana geralmente se concentra nos acontecimentos finais específicos que precedem a morte, em vez de focalizar as situações que provocam o golpe final. Mesmo que seja removida a causa básica, o estilo de vida que produziu o problema continuará impelindo a pessoa a retomar o mesmo ponto, ou a produzir um sintoma alternativo.

VISÃO

A importância da necessidade de uma abordagem unificada ficou evidente em *workshops* nos quais explorávamos problemas oculares como fenômenos da pessoa total. Em decorrência destes *workshops* duas pessoas posteriormente escreveram-me sobre suas experiências. Um homem empregou a técnica da imagem orientada[13] para investigar sua miopia:

> Tive uma espécie de pequena luz em minha busca de compreensão quando chegamos em casa, depois do *workshop* do último fim de semana, e Deborah e eu começamos a praticar alguns dos métodos com imagens. Enquanto ainda estava em Big Sur, no domingo, eu tinha tentado ir (na imaginação) até meus olhos, que são muito míopes. Tive a imagem de uma parede com vidros quebrados em cima, e um jardim com rosas do outro lado, aonde eu queria chegar; mas havia também um lobo que eu temia. Eu não conseguia demolir a parede e não sabia

o que fazer com o lobo. Então a parede ficou transparente: um símbolo perfeito para a miopia. Primeiro a gente tem uma parede para evitar ver alguma coisa e depois dá um jeito de ver através dela, de qualquer maneira, mas ainda mantendo a parede presente.

Assim, depois que chegamos em casa, decidi perguntar a mim mesmo quando foi que a parede tinha sido construída. Nisso, vi-me repentinamente de volta a um acontecimento da época em que eu tinha doze anos, quando fui humilhado com gozações por "revirar meus olhos" para uma garota. Imediatamente, um grande pedaço de tensão se despregou de meus olhos e da parede lateral de meu rosto e meus olhos tornaram-se capazes de virar de um certo jeito pela primeira vez depois de trinta anos. Sua relativa fixidez era um dos principais fatores de minha miopia que, de acordo com as pesquisas de Simpkin, na Inglaterra, é claramente causada pela atrofia da capacidade de convergir e divergir dos olhos.

A causa de sua miopia estava ligada nesse incidente de sua adolescência. A musculatura deficiente foi uma conseqüência. As condutas médicas — óculos, cirurgia, ou até mesmo exercícios — pouco podem fazer para amenizar a situação, uma vez que são basicamente irrelevantes, por não atingirem a causa.

Um exemplo dramático da origem de uma quase-cegueira foi dado por um homem que apenas tinha lido algo sobre a possibilidade de sua visão ser uma função de seu estilo total de vida:

Quando, à pág. 185 de *Here Comes Everybody*,[14] li que o senhor convoca os participantes de seus grupos a fazerem o esforço de não usar óculos durante o trabalho, e que em certos casos algumas pessoas percebem-se enxergando perfeitamente bem, comecei a tremer de excitação, depois de medo, e finalmente comecei a chorar. (Minha visão é 20/400 e, desde o primeiro ano primário, uso óculos.) Os médicos sempre me disseram: "Não existe nada a fazer, seus olhos são saudáveis e simplesmente estão fora de foco por causa de astigmatismo".

O mais significativo foi que, enquanto me entregava a meus sentimentos ao chorar, tive uma visão muito nítida de mim mesmo, ainda muito pequeno, olhando para minha mãe. Ela estava furiosa, seus olhos me perfuravam, e estava esbravejando comigo porque eu tinha acabado de fazer cocô na calça. Parece que tinha sido difícil ensinar-me a usar o banheiro. Lembro-me agora de que ela estava segurando a roupa suja com o braço estendido e que depois esfregou a peça em meu rosto, para me punir. A próxima imagem que tenho é olhar-me estatelado no espelho do banheiro, soluçando diante do que via: cocô grudado em minha boca e dentes. Penso ter-me sentido traído e desafiado.

Hoje tenho a impressão de que essa foi a última vez que vi claramente alguma coisa... Não consigo enxergar nem o E grandão nos testes de visão, e também não distingo os traços de uma pessoa a mais de 30 cm de distância. Mas o que me entusiasma é perceber que devo ter visto os traços do rosto de minha mãe com muita nitidez. Na suposição de que eu talvez estivesse com três ou quatro anos, e talvez alcançasse uma altura de 60 cm, o rosto dela deveria estar a no mínimo 1,20 m de distância do meu. Além disso, eu não podia estar a uma distância menor de 90 cm do espelho do banheiro. Diante da clareza com que vi a imagem de meu passado, devo ter visto o rosto dela e o meu refletidos com nitidez, no espelho. Como disse o senhor em seu livro, sou responsável por mim. Seria possível eu ter efetivamente desfocado meus olhos e os mantido nesse estado, durante todos estes anos?...

Não só é possível como existem várias técnicas bem-sucedidas que se baseiam nesse tipo de explicação; pertencem à abordagem que considera o organismo como um todo.[15]

PERSONALIDADE E TECIDO

Outro exemplo de holismo é a relação entre o tecido do corpo e a personalidade. Não são simplesmente duas partes distintas de uma mesma pessoa. São manifestações de um mesmo ser.

Os níveis da personalidade são equivalentes aos níveis de tecido do corpo. As defesas psicológicas expressam-se no padrão de tensões do corpo. O tecido é como a personalidade. As camadas de tecido são equivalentes às camadas da personalidade: as camadas mais externas são as partes mais visíveis da personalidade e as camadas mais profundas, as partes mais ocultas.

Rose era uma mulher de grande sensibilidade e falta de sutileza. Captava muitos odores, era sensível a pores-do-sol e a toques. Quando uma pessoa fazia ironia na sua presença, ela em geral não percebia. Assumia literalmente o que tivesse sido dito, em geral sentindo-se magoada. Quando a massageei segundo a técnica de Rolf,[16] ela mal conseguiu suportá-la. Eu praticamente nem encostei as mãos nela e isso já fez com que gritasse. Machucava-se com facilidade e não conseguia agüentar mais do que cinco ou dez minutos de *rolfing* por vez; sempre chorava copiosamente ao final.

Karl era durão. Era um cabeça-dura, e um homem prático, cuja forma de encarar a vida era cheia de sarcasmos. Um tipo de sujeito "incomodamente amigo". Karl não era sensível, não se machucava com facilidade, nem se deixava penetrar facilmente. Não conseguia se lembrar da última vez que havia chorado. Quando toquei sua pele, parecia de aço. Literalmente, era um casca-grossa.

Paul exibia uma máscara de forte mas, por dentro, era um moleirão. Quando pressionei seu tecido, parecia firme ao toque, até que a pressão aumentou. Então tornou-se macio e penetrável, exatamente como sua personalidade. As defesas psicológicas manifestam-se como tensões corporais. Se você tem medo de expor seu coração, quer dizer, se você não se permite sentir ternura, provavelmente terá músculos tensos na área torácica. Se você defende sua pessoa por meio de intelectualizações, é praticamente inevitável a existência de um anel de tensão muscular no pescoço e ombros que impede o fluxo de energia (sangue, nervos) entre cabeça e corpo, entre seu pensar e seu sentir. Na mesma medida que você abandonar suas defesas a nível psicológico, suas tensões corporais desaparecerão.

SABEDORIA POPULAR SOBRE O CORPO

As expressões populares que exprimem sentimentos em termos corporais são literalmente verdadeiras. Num livro anterior,[8] relacionei perto de cinqüenta frases comumente usadas para descrever emoções em termos corporais. Eis aqui mais algumas: "ter os dois pés no chão", "na ponta dos pés", "empacado", "cabeça dura", "de pé sobre as próprias pernas", "segura as próprias pontas", "por trás das costas", "visceral", "ter coração", "olhos de botão", "não perder a cabeça".

Estas frases são literalmente reais. As pessoas que andam "nas pontas dos pés", quer dizer, que estão alertas e em busca de alguma coisa, tendem a jogar o peso de seu corpo na parte anterior de seus pés. As pessoas que não "perdem sua cabeça", quer dizer, que lutam para se manter calmas, racionais, controladas, tendem a ter músculos do pescoço tensos.

Helen procurou-me queixando-se de não conseguir "enfrentar" o marido. Sua frase descritiva forneceu a chave para dirigir o exame de seu corpo, em busca do ponto físico de localização de seu problema. Quando examinei seus pés, ficou claro que seria muito difícil ela poder enfrentar alguém, pois seus pés mal tocavam o chão. Os arcos eram muito altos e, nos pontos em que tocavam realmente o chão, mostravam-se vacilantes demais. Apliquei nesta parte de seu corpo a técnica de Rolf, abrangendo também a perna, dos joelhos para baixo, e depois disto ela conseguiu manter contato com o chão com muito mais firmeza.

Ficou em êxtase e passou os dois dias seguintes andando descalça e vivendo uma sensação completamente nova de estabilidade. Posteriormente, comentou que conseguira enfrentar o marido muito mais eficientemente, agora que "estava com os dois pés bem firmes no chão", e estas palavras são textuais.

O uso disseminado e correto destas frases corporais é uma indicação do entendimento involuntário que todos têm da relação entre os níveis emocional e corporal. Essa não é uma relação misteriosa. É óbvia. A maioria das pessoas sabe da existência desse vínculo, mas simplesmente não percebe que o conhece.

PECADOS DOS PAIS

Quando um determinado problema não é enfrentado num dos níveis de organização, deverá ser abordado no nível imediatamente inferior. Os níveis não são independentes; fazem, ao contrário, parte de um todo.

O termo "esquizofrenogênico" é uma expressão maravilhosa para referir-se a uma situação, em geral familiar, da qual se origina uma pessoa esquizofrênica. Freqüentemente, essas famílias são focos de conflito em permanente ebulição, que seus membros não enfrentam diretamente. Ao se concentrarem no filho esquizofrênico, os pais permitem-se ignorar suas próprias dificuldades. Quando a criança começa a se recuperar, a família normalmente entra em pânico e se mobiliza no sentido de fazê-la voltar a seu antigo papel, no caso de os pais não terem encarado suas próprias dificuldades. A criança se depara com os problemas que os pais evitaram.

Sharon era divorciada e tinha um filho pequeno. Embora fosse bastante jovem, os olhos de Sharon começaram repentinamente a ficar embaçados e sua acuidade visual diminuiu acentuadamente, assim permanecendo cerca de um ano e meio. Num grupo de encontro, ela começou a debater sobre seus sentimentos relativos ao fato de criar um filho sozinha e começou a ventilar sua raiva do ex-marido. Enquanto relatava tudo isso, manteve-se calma, mas então alguém lhe pediu que falasse a respeito do que sentia pelo filho. Quando começou a entrar nesse assunto, ficou muito agitada. Disse que muitas vezes não gostava do filho. Havia desejado várias vezes que ele fosse embora. Ficava irritada com a interferência dele em suas relações com os homens e com a sobrecarga que ele representava. Então Sharon sentiu uma culpa tremenda. Boas mães não têm esse tipo de sentimento.

— Não quero ver meus sentimentos em relação a ele — gritou. Depois, quando conseguiu admitir seus sentimentos e começou a aceitá-los como naturais, ficou ciente do significado de sua frase. Talvez fosse isso que ela literalmente não quisesse ver e, portanto, havia tensionado os músculos dos olhos e, literalmente, não conseguia enxergar bem. Dois anos depois desta experiência, Sharon relata que está enxergando tão bem que não precisa mais usar óculos para dirigir. Estes exemplos possuem dois elementos em comum. Um certo nível de organização, a família ou um dos genitores, tem um conflito e este não está sendo enfrentado, e o mais comum é que não esteja nem sendo claramente percebido como tal. Quando isto acontece, o próximo nível de organização, no caso, a criança, ou os olhos, devem confrontar o conflito. Quanto este é trazido para o primeiro plano, o nível imediatamente inferior de organização é aliviado do problema. Os "pecados dos pais" não são mais descarregados sobre seus filhos.

O holismo é uma abordagem. Não impede o exame detalhado das partes. Certamente é de grande utilidade o conhecimento médico de cada órgão e célula do corpo. O holismo simplesmente diz que devemos reconhecer a integridade do organismo.

AUSÊNCIA DE LIMITAÇÕES

> Se as portas da percepção fossem purifica-
> das, tudo apareceria ao homem como é, infinito.
> Pois o homem se encerra, até terminar por
> ver todas as coisas através de estreitas frestas em
> sua caverna.
>
> — *William Blake*[17]

Chegar a ter uma vida com alegria é algo que se conquista por meio da implementação de nosso potencial. Que extensão tem nosso potencial? Quais são nossas capacidades? Na qualidade de seres humanos, não temos limitações. Usamos uma porcentagem pateticamente reduzida de toda a capacidade de nosso sistema nervoso, provavelmente não mais do que quinze por cento.[18]

À medida que aprendemos a usar cada vez mais nossas capacidades, tornamo-nos capazes de feitos mais e mais "impossíveis". O *biofeedback* permite-nos controlar nossos processos "involuntários". Os paranormais estão saindo dos laboratórios científicos depois de terem demonstrado poderes "sobre-humanos".[19]

Poderes psíquicos estão dentro dos limites da capacidade de to-dos nós. Eu considero verdadeira a maioria dos episódios atribuídos a iogues e santos. Eles encontraram meios de transcender aquilo que consideramos agora como sendo as leis da natureza. Todos nós po-demos aprender a fazer isso também.

A meu ver, um dos motivos para a imensa popularidade do *Guinness Book of World Records*[20] é que as pessoas sabem inconscientemente que está ali descrita nossa condição atual de realização. Cada um de nós pode realizar tudo o que foi conseguido por todas as pessoas citadas nesse livro, onde então se descrevem as conquistas da humanidade.

Em geral, há muita resistência para se aceitar a ausência de limitações humanas porque se pressupõe que a mesma seja acompanhada da exigência de se viver de acordo com o nível máximo do potencial individual. A sensação de culpa por não se atingir o máximo, porém, é completamente independente deste pressuposto em si. Posso muito bem acreditar que não tenho limitações e que está perfeitamente certo eu não pôr em prática todas as minhas possibilidades. Se eu quiser, posso optar por me sentir inadequado por não ter realizado completamente o meu ser, mas não faz parte intrínseca do pressuposto da ausência de limitações que a incapacidade de alcançar tudo que me é possível deva, forçosamente, criar sentimentos de culpa e depressão. Não tenho a obrigação de ser tudo aquilo que me sinto capaz.

Assumir a ausência de limitações tem suas vantagens práticas. Se efetivamente sou uma pessoa sem limitações e se pressuponho que realmente o sou, poderei então descobrir essa ausência de limitações. Por outro lado, toda limitação que eu assumir ter impede-me de descobrir se esse é, de fato, um limite real. Por conseguinte, o pressuposto mais fértil é que não tenho limitações.

As que realmente vivencio são as impostas pela crença e não são, de fato, limitações do organismo humano. Sou limitado porque acredito que sou limitado. Um claro exemplo disso aconteceu há mais ou menos vinte anos, com o efeito Bannister. No início da década de 50, apareceram diversos artigos escritos por fisiologistas famosos, os quais descreviam por que era fisicamente impossível a um ser humano correr uma milha em menos de quatro minutos. Pouco tempo depois, Roger Bannister, um ser humano, correu uma milha em menos de quatro minutos. Atualmente, centenas de homens já correram a milha em menos de quatro minutos e um dos atletas conseguiu fazê-lo mais de dez segundos a menos.

Uma versão atualizada deste efeito foi inspirada por Uri Geller. Geller é um "entortador de colheres" consideravelmente famoso. Após uma turnê pela Inglaterra torcendo objetos de metais, os homens dos meios de comunicação de massa pediram que experiências semelhantes, ocorridas com o público, fossem relatadas. Houve uma inundação de relatos de todo o país, informando que vastos contingentes de crianças estavam se apropriando de instrumentos de cutelaria. Essas crianças, depois de terem ouvido que era possível a *qualquer um* dobrar colheres, acreditaram numa ausência de limitações e descobriram que também eram capazes de efetuar esses feitos paranormais.[21]

Os pais em geral são muito eficazes para conseguir dos filhos que acatem limitações: você é desajeitado, você é burro, você não consegue cantar, você é egoísta, você é preguiçoso, você é desleixado, você é irresponsável, você é um estorvo. Como criança, uma vez que aceitei essa caracterização e a assumi, ela se tornará verdadeira. Isto ocorre não porque realmente seja constatado, mas porque creio que seja assim. Daí em diante, vivo minha vida como se fosse realmente desajeitado, preguiçoso, burro, ou irresponsável. Não questiono se sou ou não. Toda vez que fizer alguma coisa malfeita, isso confirma que sou desajeitado. Toda vez que eu fizer alguma coisa bem feita, não me deixo perceber isso, ou suponho que isto foi uma exceção ao meu verdadeiro modo de ser, ao meu caráter. Não faço qualquer tentativa de mudar meu comportamento, uma vez que já me convenci de que simplesmente "sou desse jeito".

Claro que tudo isto é absurdo. Disseram-me, quando eu era pequeno, que eu era um desastrado, uma pessoa completamente sem talento, até perigosa, quando usava minhas mãos. Fiz um curso de trabalhos em madeira no ginásio e, hoje, vi que me saí muito mal. Sabendo, antes de começar o curso, o quanto eu era desajeitado manualmente, passei a me sentir ansioso diante das instruções, antecipando o momento da humilhação em que minha falta de jeito seria exposta. Olhava para os outros alunos "melhores", esperando que fosse capaz de copiá-los suficientemente bem para passar. Dividido entre a ansiedade e a preocupação de copiá-los, dediquei praticamente energia nenhuma a aprender como construir. O resultado desastroso reforçou o que eu já sabia, ou seja, que com as mãos eu era, definitivamente, uma nulidade.

Cerca de vinte anos mais tarde, depois de não ter usado minhas mãos para construir coisa alguma após aquela traumática experiência, decidi que queria fazer uma mesa para minha casa. Encaminhei-me furtivamente para a garagem, sozinho, e a fiz. Não ficou boa, mas parecia que tinha conserto, de modo que a refiz. Para meu espanto e prazer, ficou bastante parecida com uma mesa. Então permiti-me crer que, se eu a olhasse, é... eu, o destruidor de lares, poderia ter boas idéias de como fazê-la melhor. Foi uma experiência extasiante. Desde então tenho feito várias coisas e todas elas são muito razoáveis.

ESCOLHA

Se você está com a saúde abalada, pode remediá-la. Se seus relacionamentos pessoais são insatisfatórios, você pode torná-los melhores. Se você está na miséria, poderá ver-se rodeado pela abundância... Todos vocês, independentemente da posição, do *status*, das circunstâncias ou das condições físicas, estão no controle de suas próprias experiências.

— *Seth*[22]

No início da década de 60, eu realizei um trabalho chamado T-grupo, para o *National Training Laboratories* (NTL), em Bethel, Maine.[23] Muitos *workshops* eram conduzidos simultaneamente e todos eram com grupos de mais ou menos quinze pessoas. A fim de nos eximir do que era considerada uma responsabilidade profissional, o diretor do NTL iniciava a sessão anunciando, com expressões cada vez mais eufemísticas, alguma coisa do tipo:

"Poderão existir momentos em que vocês venham a sentir pesada a experiência do grupo e então talvez desejem conversar com uma pessoa a respeito do que está acontecendo com vocês. Para tanto, haverá um conselheiro disponível na Sala 104 entre quatro e seis da tarde. Não hesitem em procurá-lo, se sentirem a necessidade".

Em média, cerca de 2/3 dos participantes de cada *workshop* procurava pelo conselheiro. Em 1963, havia quatro de nós testando algumas idéias sobre criatividade e crescimento pessoal[24] e nos ocorreu que talvez fosse proveitoso omitir o aviso recomendando que o conselheiro fosse procurado, se necessário. O diretor cooperou e, para nossa surpresa, ninguém solicitou uma entrevista com esse profissional.

No final do *workshop* tentei descobrir por que, pois o trabalho tinha sido bastante intenso. Depois de conversar com diversos participantes, concluí que a razão de eles não terem buscado ajuda extra estava altamente relacionada à expectativa dos líderes do grupo. Quando sugeríamos um conselheiro, se necessário, estávamos transmitindo aos participantes nossa crença de que eles talvez não conseguissem enfrentar sozinhos todos os acontecimentos daquelas duas semanas. Ao atingirem um ponto de alto nível de tensão, forçosamente assumiam que este era o momento em que precisavam de ajuda, como o tinham deixado implícito os líderes. A partir do momento em que esse aviso passou a não ser mais dado, transmitia-se aos membros do grupo que a equipe sentia serem eles capazes de enfrentar qualquer situação que se configurasse. Quando estavam vivendo seu momento de maior tensão, presumiam que, já que os líderes tinham suposto que os participantes poderiam enfrentá-lo sozinhos, eles poderiam conseguir isto — e o faziam.

Para mim, isto foi extraordinário. Era algo contrário ao meu treino acadêmico, de orientação psicanalítica. Era algo inconsistente com o modelo médico. E também muito razoável. Se eu, enquanto líder de grupo, espero que você, como participante, seja alguém fraco, então elicio em você sua parte fraca. Se espero de você que seja capaz de enfrentar, então elicio em você sua força.

Desde então, tenho pesquisado a área da responsabilidade. Fui particularmente influenciado pelas idéias de Fritz Perls e de Werner Erhard, e também pelos livros de Seth.[25] Quando comecei a trabalhar nessa idéia e a divulgá-la, percebi que um número cada vez maior de pessoas estava chegando a conclusões semelhantes.

Tendo então atravessado um percurso semelhante com o conceito de honestidade interpessoal, tenho a sensação de que é tempo de abordar o conceito de escolha. A noção de que todas as pessoas escolhem as próprias vidas parece ter-se originado em vários lugares, independentemente uns dos outros. Por exemplo:[10]

Axioma X: Só você tem responsabilidade sobre sua evolução pessoal.

— *Arica*[26]

Você é deus em seu universo.
Você causou.
Você fingiu não tê-lo causado para que pudesse brincar ali.
E você pode se lembrar de tê-lo causado, toda vez que quiser.

— *Werner Erhard*[27]

Veja cada problema não como uma coisa que simplesmente lhe

aconteceu, ou que você é assim por acaso, mas como: (1) algo que você decidiu fazer; (2) um jeito que você decidiu ser; (3) uma forma que você decidiu optar para ver as outras pessoas. Em outras palavras, veja seu problema como uma decisão que você tomou.

— *Harold Greenwald*[28]

Somente você mesmo pode ser seu próprio libertador.

— *Wilhelm Reich*[29]

... é a própria pessoa que determina, na maioria dos casos, se os acontecimentos de sua própria vida continuarão ou não existindo.

— *Fritz Perls*[30]

Até mesmo Shakespeare indicou a existência deste conceito em *The Tempest*: "O que passou é um prólogo; o que está por vir (é) sua e minha imputação".

Cada versão deste princípio difere um pouco das demais. A seguir, exporei minha visão pessoal da questão.

Escolho tudo o que faz parte de minha vida e sempre o fiz. Escolho meu comportamento, meus sentimentos, meus pensamentos, minhas enfermidades, meu corpo, minhas reações, minha espontaneidade, minha morte.

De algumas destas escolhas, escolho tomar consciência, e de algumas outras, escolho não tomar consciência. Geralmente opto por não perceber sentimentos com os quais não quero me confrontar, pensamentos que são inaceitáveis, e algumas das relações de causa-e-efeito entre determinados eventos.

O que tem sido denominado inconsciente fica, com esta formulação, desmistificado. Escolho até isso. Meu inconsciente é, simplesmente, todas aquelas coisas das quais escolho não tomar consciência.

Não existem incidentes. Os acontecimentos ocorrem porque escolhemos sua ocorrência. Nem sempre estamos conscientes de os estarmos escolhendo.

Uma vez que aceitamos a responsabilidade pela escolha de nossas vidas, tudo fica diferente. Temos poder. Decidimos. Estamos no controle.

Se eu aceitar o conceito de escolha, devo dar uma interpretação diferente a muitos dos principais conceitos vigentes nos grupos de encontro e nas psicoterapias, conceitos tais como pressão de grupo, manipulação, uso das outras pessoas, lavagem cerebral, bode expiatório e masturbação mental. Todos esses termos implicam que alguma coisa está sendo feita a mim quando, de fato, eu estou consentindo que algo seja feito a mim. Uso tais expressões para responsabilizar outras pessoas por algo que eu faço comigo.

Suponhamos, por exemplo, que defendo uma determinada crença enquanto membro de um grupo. Para minha infelicidade, descubro que todos os demais participantes do grupo discordam de mim. Depois de muitas "armadilhas", "coerções" e "encurraladas", o grupo "me quebra ao meio" e me força a mudar de opinião. De volta ao aconchego de meu lar, noto que ainda me sinto do mesmo modo que antes. Começo a perceber o que foi feito comigo. Esse grupo fez uma lavagem cerebral em mim! Eles me forçaram a mudar minha opinião! O líder aproveitou-se irresponsavelmente de sua autoridade e me dominou por completo!

Se eu assim o decidir, posso contentar-me com essa explicação e posso até mesmo tornar-me um crítico indignado da "tirania dos grupos". Posso inclusive vincular minha experiência à lavagem cerebral dos chineses e redigir um artigo no qual exija que o comitê de ética suprima esse comportamento inaceitável.

Porém, no caso de eu aceitar o princípio da escolha, eu iria adiante e reconheceria que *eles* não mudaram minha opinião; *eu* o fiz. O máximo que eles fizeram foi dizer e fazer coisas. *Eu* interpretei o que fizeram e disseram como sendo pressão do grupo. *Eu* atribuí ao líder sua autoridade. *Eu* aceitei as projeções do grupo como pertinentes ao meu caso. Os participantes do grupo podem ter tido a intenção de mudar minha opinião, mas eu tive que consentir com isso para que acontecesse.

Quando chego a essa percepção, cresço no entendimento de mim mesmo e beneficio-me desta experiência. O que é que há em termos de falta de segurança, de falta de estabilidade, de falta de eixo, de necessidade de ser aceito, que me faz mudar minha opinião quando, na realidade, eu não penso de modo diferente?

Quando investigo minhas próprias incertezas, dou-me conta de ter recebido um presente do grupo. Nele foram criadas circunstâncias que usei para descobrir minhas próprias certezas e seguranças a respeito de minhas crenças, para constatar o quanto é importante para mim ser querido, o quanto posso resistir sem perceber, ou como sou fraco quanto àquilo em que acredito.

Enquanto líder de grupos de encontro ou terapia, minha ênfase não está em limitar aquilo que você tem permissão de fazer (não projete, não interprete, não analise, não fuja pela tangente, não critique). Estimulo-o a dizer o que for. Os que recebem os comentários têm, então, a oportunidade de usá-los para aprender mais coisas a respeito de si próprios.

Além de os grupos não me pressionarem, as coisas não me assustam. Posso dizer que sinto medo de uma pessoa, como você; ou de uma situação, como a de rejeição; ou de uma coisa, como aranhas. Mas, para ser consistente com o ponto de vista da escolha, não tenho realmente medo de nada disso à minha volta; tenho medo de minha incapacidade de lidar com você, com a rejeição, com as aranhas. Enquanto eu vir você como sendo a causa do meu medo, passo todo o meu tempo tentando mudar, criticar, evitar ou destruir você. Mas assim que vir que o medo existe em mim, posso trabalhar em cima da capacidade que tenho ou não de enfrentar o que me surge — e este é, sem dúvida, um trabalho muito proveitoso.

Existe tão-somente um medo: o medo de não ser capaz de dar conta — de minha própria incapacidade.

Suponhamos que eu tenha medo que você entre em meu consultório porque "você fala o tempo todo", "você ocupa todo o meu tempo", "eu nunca consigo fazer coisa alguma quando você está por perto", "você invade minha privacidade". É um horror ver você chegando. Sinto horror de ver você se aproximando porque não me sinto capaz de lidar com você. Assim que eu aprender a lhe pedir que saia quando eu não quiser mais que você fique por perto, não sentirei mais horror diante de sua aproximação. Quando eu sinto que posso enfrentar essa situação, não sinto medo.

Não é necessário crer no conceito de escolha para examinar suas conseqüências. Se você assume que a escolha é uma verdade, você tem a oportunidade de descobrir se ela é verdadeira. Se você presume que grande parte da vida é casual, você jamais saberá se é ou não. O que há a perder?

Depois de ter aceito a idéia de escolha, ao longo dos últimos doze anos, fico me indagando: por que escolho acreditar nela? Com oito anos de idade, meu poema favorito era *Invictus*, de William Ernest Henley. A parte que eu mais gostava era a famosa sentença: "Sou o senhor de meu destino, Sou o capitão de minha alma". Aparentemente, ou nessa idade eu tinha uma vontade muito forte de sentir que escolhia todas as coisas, ou tinha um princípio de intuição de que a idéia da escolha era uma verdade; ou ambas as coisas.

Eu também adorava quebra-cabeças. Um de meus heróis era Sherlock Holmes. Eu passava horas fazendo palavras cruzadas ou quebra-cabeças lógicos. Certa vez fiquei acordado a noite inteira jogando uma moeda para o ar 12 mil vezes, para verificar se a curva normal era uma verdade. Se eu escolho todas as coisas, e se não há casualidades, então a vida se torna um quebra-cabeças solucionável. Se há muitos fenômenos acidentais, nada há para ser desvendado. Prefiro o quebra-cabeças.

INCONSCIENTE

Embora seus significados sejam virtualmente idênticos, prefiro usar os termos "aware" e "unaware" em vez de "conscious" e "unconscious",* pois considero-os mais descritivos e precisos. Tendo em vista porém a facilidade de compreensão, usá-los-ei como sinônimos. Nem todas as escolhas são conscientes. Ou, para dizer com mais exatidão, em alguns casos não me permito saber que quem escolhe sou eu. Já desde muito pequeno posso ter decidido que é doloroso demais ter consciência, por exemplo, do sentimento de que as outras pessoas me acham burro (e, mais essencialmente, que pensam que eu sou burro). Portanto, bloqueio meu sentimento de burrice. Um dos comportamentos que manifesto a fim de não ter que confrontar meu sentimento de burrice é a competitividade. A fim de fazer meus competidores não parecerem melhores que eu, eu os engano. E também não me permito saber que os estou enganando porque, se eu o permitir, precisarei então perceber que me sinto burro. Enganar passa a ser um ato que escolho executar e que não me permito perceber que realizo.

Além disso, posso sentir-me culpado por enganar os outros e não me permitir saber que me sinto culpado. Essa culpa me faz enganar os outros de tal modo que eu possa ser denunciado e punido e, assim, expio minha culpa. Fico muito zangado com as pessoas que me flagram, apesar de não ter consciência de ter articulado todo o desenrolar de acontecimentos até ser flagrado.

Um dos objetivos fundamentais dos grupos de encontro e da terapia é ajudar a você, como participante, a tornar-se cônscio daqueles fenômenos dos quais não tem ciência. Assim que você se torna consciente, as decisões que tomar estão sujeitas à sua vontade. "Vontade" é um termo que usarei como referência a uma escolha feita deliberadamente. Se, no exemplo acima, eu percebo que me sinto culpado, então, com consciência de mim mesmo, posso escolher se quero ou não ludibriar alguém.

Elucidar aquilo que é despercebido é algo bastante parecido ao tradicional objetivo psicanalítico de tornar o inconsciente consciente.

AVALIAÇÃO

As categorias bom-mau, certo-errado, moral-imoral, ético-antiético, não são usadas nesta abordagem, em momento algum. Atri-

---

* Segundo o Dicionário Inglês-Português editado por Antonio Houaiss, com base no Webster, são as seguintes as traduções dos termos "aware": ciente, a par, inteirado, informado, cônscio, sabedor; "conscious": consciente, cônscio, ciente, a par, sabedor, intencional, deliberado, propositado; "unaware": desapercebido, inconsciente, alheio; "unconscious": inconsciente, involuntário, desacordado; "awareness": conhecimento, consciência, percepção; "consciousness": consciência, percepção, conhecimento. (N.T.)

buir tais qualidades a uma conduta em particular também é uma questão de escolha.

Acontece alguma coisa — um comportamento, uma interação — e é isso o que acontece. É isso que *existe*. Se eu escolho chamar esse comportamento de certo, moral, antiético, tenho essa escolha. Talvez muitos concordem chamá-lo do mesmo jeito. Mas esse comportamento só é o que é. O fato de todos concordarmos que é errado não o torna errado; faz apenas com que seja um ato que chamamos de errado. Se outras pessoas optarem por considerá-lo correto, podem fazer essa opção.

Depois de vivenciar esse comportamento, posso escolher reagir sentindo-me culpado, enciumado, alegre, furioso, amoroso, magoado. Outras pessoas podem escolher reagir de modo diferente ao mesmo acontecimento. Em geral, não penso que posso escolher o modo como sinto ou como reajo diante de um evento. É mais preciso dizer que não estou me permitindo tomar consciência da base na qual fundamento essa escolha de sentimentos. Se me deixar ir a fundo e localizar essa base, posso trazer minha escolha ao nível de minha percepção consciente e então modificá-la se assim o desejar.

Sandra compareceu recentemente a um *workshop* e me disse que se sentia culpada por estar participando dele. Pedi-lhe que agisse como se sua culpa fosse uma outra pessoa e que então conversasse com ela.[31] Sua culpa respondeu: "Estou aqui porque você deixou seus filhos em casa".

Era verdade que ela havia deixado as crianças em casa, mas, indagou depois, qual era a vantagem de sentir-se culpada por isso? Imediatamente, ela pensou no que sua própria mãe diria: se Sandra não se sentisse culpada, então que espécie de mãe seria? Sentindo-se culpada, ela pelo menos demonstrava uma preocupação que toda mãe ideal sentiria.

Quando Sandra percebeu tudo isto, também tomou consciência de que, na realidade, não se sentia culpada por ter deixado os filhos. Eles estavam se divertindo e ela sentia estar fazendo algo que valia a pena. Agora, ela estava ciente de todos os fatores e podia escolher se queria ou não sentir-se culpada. Escolheu não se sentir assim.

Quando avalio meus próprios sentimentos como maus, protelo minha possibilidade de descobrir, no fundo, quais são eles. Se temo não ser um homem, posso escolher não admitir meu medo de muitas situações. Se pensar que desejo sexual é uma imoralidade, posso não me permitir saber que, em certas circunstâncias, sinto esse desejo. Se sentir que é errado desejar algum mal pessoal a alguém, posso impedir-me de saber que abrigo esse sentimento.

37

Às vezes, reajo à minha falta de consciência, tornando-me muito crítico em relação às pessoas que têm os mesmos sentimentos que eu eliminei de minha consciência. Posso concretizar minha negação do desejo sexual que sinto entrando para a Liga da Decência e Bons Costumes onde terei motivos justos para censurar filmes pornográficos enquanto, ao mesmo tempo, estarei satisfazendo meus próprios desejos inconscientes, uma vez que passo horas e horas assistindo a lixo sexual.

A morte prematura de sua esposa, mãe de seus três filhos, deixou Howard muito deprimido. Ela já havia morrido há dois anos, mas ele ainda não tinha terminado seu luto. Ele sentia muito profundamente a perda da mulher, e aparentemente não conseguia superá-la, foi o que disse. Conforme avançava o trabalho com Howard, foi ficando claro que ele sentia uma grande culpa por causa dos sentimentos negativos que tivera pela esposa e, energicamente, negava-os.

Como acontece com quase todos os casos de perda de um parente próximo, ou de uma pessoa muito querida, os verdadeiros sentimentos de Howard eram uma mescla de tristeza, perda, raiva por ter sido abandonado, ressentimento por ter que criar três filhos sozinho, e alívio por ter sido libertado da parte tensa de seu relacionamento. À medida que foi vendo que esses sentimentos eram naturais, teve disposição para se livrar de sua culpa e para examinar os sentimentos que, na realidade, nutria por ela.

Enquanto estivera gastando sua energia para a manutenção da mentira de que todos os sentimentos relativos à sua esposa eram positivos, a energia de Howard para viver era mínima. Ele precisava admitir seus verdadeiros sentimentos e aceitá-los, para depois viver o retorno de sua energia vital. Depois que isto aconteceu, seus olhos voltaram a brilhar, sua respiração ficou mais profunda, e seu corpo livrou-se de um peso enorme.

PAIS

Até onde alcança a escolha? As crianças escolhem? Os bebês escolhem? Escolhemos nossos pais?

Desde o começo, escolho tudo em minha vida.

Houve uma mulher que regrediu à idade de nove meses e conseguiu recordar-se de como controlava a mãe sabendo quando rir, quando chorar, quando ficar com asma para que sua mãe precisasse ficar com ela, ao invés de sair à noite para passear. Estão sendo feitas pesquisas sobre como as crianças condicionam seus pais.

A questão da escolha dos próprios pais exige uma crença metafísica a respeito do que aconteceu antes que o espermatozóide e o óvulo se encontrassem. De acordo com o pressuposto ocidental, eles nunca se encontraram antes para juntos produzirem um feto; a escolha de qual espermatozóide em particular fertiliza qual óvulo seria, em grande medida, determinada pelo acaso. Esta é uma perspectiva que dificilmente se pode submeter a teste.

Da mesma forma, minha crença é difícil de testar. Mais favorável à perspectiva oriental, creio na rencarnação, no seguinte sentido:

Somos todos essências. Escolhemos um corpo e vivemos uma vida. Em geral, existem alguns aspectos que não são resolvidos em cada período de uma vida. Os orientais chamam a estes aspectos não resolvidos de *karma*. A essência deve se haver com seu *karma*, a fim de evoluir para um nível mais elevado. Nesse sentido, a essência escolhe os pais, os genes, os cromossomos, o DNA, que lhe permitirão trabalhar para a resolução destas questões. De certo modo, então, escolhemos em parte nossos pais, para que possamos trabalhar nas nossas áreas de dificuldade ainda em aberto. Em geral, elas nos são problemáticas e aí está o x da questão.

A rigor, não podemos responsabilizar ninguém por nossas vidas. Elas são por nós escolhidas, antes mesmo de começarem. Assim que aceitarmos nossa responsabilidade, poderemos nos dedicar à tarefa de modificá-las — se optarmos por isso.

OPÇÕES

Embora minhas escolhas sejam sempre feitas a partir de opções, nem todas as opções são igualmente simples de serem constatadas. Neste momento, percebo que é mais difícil modificar a pressão sangüínea de meu corpo que erguer meu braço. A primeira tarefa exige conhecimento, domínio, consciência corporal e controle muito maiores do que os que agora permito-me possuir. Há cem anos, era ainda mais difícil alterar a pressão do sangue. Mesmo se eu presumir, como o faço agora, que tenho a capacidade de fazer qualquer coisa, e que não estou me permitindo saber que tenho essa capacidade, ainda assim é válido distinguir graus de dificuldade para a realização de determinadas escolhas.

O mundo cria condições que tornam mais fáceis algumas opções. Escolher a opção: "Não se molhar no meio de uma tempestade" exige capacidades que poucas pessoas terão permitido a si mesmas desenvolver.

Quando interagimos, crio condições segundo as quais o outro sente que determinadas opções são mais imediatas ou mais fáceis de serem escolhidas. Se você escolhe ir ao cinema e eu escolho algemálo ao radiador, é provável que eu esteja criando uma situação mais difícil para você do que se eu o levasse de carro até o cinema. Crio as condições. Você interpreta quais são elas e, dentro de seu âmbito, faz uma escolha diante das várias opções.

Se eu criar condições diante das quais você se sente à vontade para escolher as opções que deseja, então você virá ao meu encontro e provavelmente gostará de mim. Se eu criar condições nas quais você tenha dificuldade de escolher as opções desejáveis, então será menos provável que você me procure e goste de mim.

Sempre tenho a escolha de criar condições que, antecipadamente, parecem ser mais ou menos favoráveis à consecução dos objetivos do outro. Em parte, a reação do outro à minha pessoa é determinada pelas condições que eu crio. Se você acha que é difícil realizar suas escolhas dentro do clima que eu crio, provavelmente você tentará mudar a situação (1) mudando a mim; (2) mudando sua percepção da situação que crio, de modo que seja mais compatível com seus desejos; (3) saindo da situação.

SOCIEDADE

A estrutura social resultante de pessoas que são responsáveis por si mesmas fornece a base para a existência da melhor sociedade possível.

Suponhamos que comece a mentir, a ludibriar e a faltar com minhas promessas. Uma vez que as escolhas não são avaliáveis, essa escolha é um comportamento legítimo. Estou escolhendo ser mentiroso, falso e caloteiro.

Se eu fizer essa escolha, poderei em pouco tempo perceber que não tenho amigos, que fui processado, que perdi meu emprego e que sou visto como "ovelha negra", em decorrência do modo como os outros escolheram responder às minhas condutas. É muito provável que, então, eu reconsidere minha escolha de mentir, enganar e faltar com a palavra, fazendo escolhas diferentes.

Minha mudança de comportamento não se deve a qualquer consideração a respeito do outro; tampouco mudo minha conduta para ser ético, gentil, altruísta. Mudo para poder eliciar no outro o tipo de resposta que desejo.

Posso também mudar porque quero me considerar uma pessoa decente, confiável. A idéia que tenho a meu próprio respeito é um forte elemento motivador para minhas condutas. Uma vez que posso ser qualquer espécie de pessoa que escolher ser, escolho o tipo que mais gosto.

Minha experiência pessoal mais incrível com este poder do autoconceito aconteceu no tempo de McCarthy, quando eu era universitário e estudava na UCLA; houve então a questão de assinar um juramento de fidelidade ao não-comunismo. Uma vez que nessa época eu dependia essencialmente de meu salário de monitor, essa questão vinha testar a força de meus princípios, os quais me orientavam no sentido de não assinar esse juramento.

Discuti longamente com meu pai sobre o assunto e ele achou que, em princípio, eu estava certo, mas iria arruinar meu futuro se não assinasse. Então fui a um restaurante com alguns amigos. Debatemos a questão e pareceu-nos lógico assinar o juramento e continuar a luta "por dentro". Decidi assinar.

Quando saí para a luz do dia e me pus a andar, senti uma nuvem pesada e escura instalando-se sobre mim. Meu corpo, que eu estava apenas começando a aprender a ouvir, estava me dizendo que alguma coisa não estava certa.

Nesse momento, minha voz falou para mim: "Não é este o tipo de pessoa que quero ser. Não quero concordar com um certo princípio por uma questão de conveniência. Não vou assinar".

Depois disso, a nuvem se dissipou e novamente senti-me leve e aberto. Mais uma vez meu corpo havia falado.

Essa foi a primeira vez em que me dei claramente conta de que meu comportamento dependia da minha escolha. Eu poderia ser qualquer tipo de pessoa que quisesse. Essa era a base de minha conduta. Havia dezenas de motivos para fundamentarem minha decisão, mas eram apenas motivos. Minha escolha baseou-se no tipo de pessoa que escolhi ser.

A estrutura social é uma decorrência de pessoas que fazem suas próprias escolhas. Não há "deve ser" neste mundo. Exortações morais do tipo "ajudar ao próximo", ou "levar em consideração os sentimentos dos outros" não são exigências: fluem naturalmente, se a sociedade focalizar as escolhas pessoais.

Se decido querer uma resposta positiva de sua parte, então descubro que situações posso criar e das quais você gosta. Isto exige que eu observe e conheça você.

Todo comportamento se origina em motivos egoístas ou de interesse pessoal. Isto, em si, não é nem "bom", nem "mau". Simplesmente, é assim.

O princípio da escolha implica que as minorias sociais são oprimidas somente se se permitirem ser mantidas na posição que denominam de oprimida. O paradoxo é que essa atitude social aparentemente reacionária devolve "poder à pessoa". Enquanto os membros dos grupos minoritários acreditarem que os brancos (os homens, os conservadores, o sistema) os vêm oprimindo por centenas de anos, o único momento em que essa opressão pode cessar será quando a maioria decidir parar de oprimir a minoria. Quando a minoria admitir que é oprimida porque se deixou sofrer tal opressão, então esta cessará quando os membros da minoria decidirem parar de permitir isso. Eles têm esse poder.

Nos movimentos de liberação das últimas décadas, as minorias começaram a fazer progressos consistentes para sua própria libertação, depois de terem admitido sua responsabilidade imediata e depois de terem optado por modificar a situação. *Black power* e *Black is beautiful** são lemas desta mudança de atitude e desta retomada do poder.

COMPAIXÃO

Apesar de acreditar que você escolhe sua vida, isto não me impedirá de ter compaixão por você. A compaixão se define como um sentimento de simpatia e pena profunda por outra pessoa, afligida por um sofrimento ou catástrofe, sentimento este que vem acompanhado por um forte desejo de atenuar a dor ou eliminar sua causa. Para mim, sentir-me compadecido significa sentir o desejo de criar condições dentro das quais você escolha diminuir sua própria dor. Mesmo que eu o quisesse, não haveria meios de poder remover completamente sua dor. Sua dor é uma escolha sua, e você é a única pessoa que pode escolher não senti-la. Eu posso apenas criar condições dentro das quais você sinta ser preferível modificar seu sentimento.

O quanto de compaixão pessoalmente sinto por você vai depender do quanto me importo com você como pessoa e de três fatores pelos quais eu o percebo: (1) você aceitar ou não responsabilizar-se por si mesmo; (2) você estar disposto a solucionar seu próprio problema; (3) você se permitir saber como resolver suas dificuldades.

Se você assume a responsabilidade por sua própria situação e está disposto a conseguir melhorá-la, em geral não pede compaixão. Meu sentimento será mais de receptividade e admiração por seu estilo de enfrentar a própria vida.

Quando você aceita responsabilizar-se por sua situação, está disposto a resolvê-la; porém, não se permite saber como lidar com ela, tenho o mais forte sentimento de compaixão por você. Se achar que conheço um método para solucionar seu problema, escolho assumir o papel de professor. Esta situação acontece freqüentemente, no papel de líder de grupo de encontro. As pessoas manifestam sua dispo-

---

* "Poder Negro" e "Negro é lindo". (N.T.).

nibilidade para enfrentar seus problemas e simplesmente ainda não alcançaram os conhecimentos ou as habilidades e técnicas necessárias para conduzir seus esforços a uma conclusão satisfatória. Escolho apresentar então técnicas relevantes, e também idéias, como opções para serem levadas em consideração.

Minha compaixão por tais pessoas é ainda maior quando eu também desconheço os métodos necessários para enfrentar um certo problema. Bob, um amigo íntimo, teve leucemia há vários anos. Ele achava que se havia deixado ter essa enfermidade e, para corrigir seu problema, tentou todos os métodos de cura conhecidos, desde a Medicina tradicional até curas paranormais. Percebi-me completamente envolvido na tarefa de pensar e trabalhar com Bob para criarmos novas possibilidades que ele viesse a tentar. Meu sentimento de empatia e proximidade por ele não poderia ter sido mais completo.

Sinto compaixão, quase com a mesma intensidade que no caso anterior quando você admite que está escolhendo sua condição e que opta por não corrigi-la por si mesmo. Trabalhar na elaboração de uma solução pessoal de um problema é, normalmente, uma tarefa considerável, e talvez você escolha atribuir sua responsabilidade a uma outra pessoa. As enfermidades geralmente colocam esse tipo de problema. Você tem consciência de ter dado a si mesmo uma enfermidade, mas não quer empreender a tarefa de experimentar e pesquisar meios suficientes para resolver sua dificuldade.

Nesta situação, é freqüente eu sentir o vínculo da fragilidade humana. Afinal, tomar uma aspirina às vezes é mais fácil do que fazer exercícios de imagens dirigidas ou uma experiência gestáltica. Às vezes, perceber uma dificuldade é quase insuportável. E quando a situação se torna por demais opressiva, recorro ao escurecimento (pág. 187).

Quando você não assume a responsabilidade por seu próprio comportamento, então minha compaixão some. Suponhamos que, por motivos que você não se permitiu conhecer, você sente inveja quando está perto de mim, e também não aceita que está escolhendo sentir-se invejoso. Dependendo das circunstâncias, minha resposta varia entre as três seguintes: (1) você está criando seu próprio problema, escolhendo sentir-se invejoso; para compartilhar de sua trama preciso eliminar meu prazer, o que recuso-me a fazer; (2) aceito por enquanto que você escolha não aceitar responsabilizar-se por seu sentimento de inveja, mas, como conheço a dor da inveja, seja como foi que surgiu, escolho facilitar para você meios para evitar essa dor e, assim, eliminarei as situações por mim criadas e que provocam em você uma reação de inveja; (3) escolho ajudá-lo a investigar as verdadeiras causas da dor que você chama de inveja. Isto pode ser feito ao mesmo tempo em que sustento meu comportamento (escolha número 1), ou ao mesmo tempo em que interrompo meu comportamento eliciador de inveja (escolha número 2).

A terceira escolha é a mais próxima do "ser prestativo", pois não elimina simplesmente a situação causadora da irritação, e tenta, por outro lado, eliminar a causa da dificuldade. Sinto a menor compaixão possível pelas pessoas que se recusam a assumir responsabilidade por sua própria condição. Se você escolhe culpar o mundo por seus problemas, em geral minha tentativa será criar condições para que mude sua perspectiva. Se você se recusar, minha compaixão diminui. Há dois fatores que impedem que minha compaixão fique a zero. Na medida em que duvido de minha própria teoria, fico do seu lado. Se você se sente intensamente magoado e invejoso, ou se você está muito mal e não assume responsabilidade por estas situações, a parte de minha pessoa que não tem certeza de minhas crenças tratará você do modo tradicional, com simpatia.

E também respondo com compaixão quando reconheço seu medo de considerar a possibilidade de uma escolha pessoal. Para muitas pessoas, essa crença vai exigir uma reinterpretação completa de suas vidas, com a errônea expectativa de que precisarão ser aceitas grandes doses de culpa e auto-recriminações. Na realidade, escolher é simplesmente escolher. Não é nem bom, nem mau, em si.

AJUDAR

Um parente próximo de minha família contraiu uma séria doença do sistema nervoso. Passei com ele um certo tempo, investigando a possibilidade de ele assumir a responsabilidade por tal enfermidade, e sugerindo que essa poderia ser talvez a chave para entender a doença e depois deter seu avanço. Ele preferia não aceitar essa noção, decidindo continuar culpando as pessoas à sua volta por sua negligência e incapacidade. Minhas opções eram rejeitá-lo porque ele se recusava a fazer por si mesmo o que me parecia ser-lhe possível fazer, ou aceitar seu nível de consciência e ajudá-lo a aliviar sua dor nesse nível.

Minha decisão foi fazer algumas das coisas que ele sentia serem imediatamente gratificantes neste seu nível de consciência, como ficar um pouco com ele e levá-lo a um acupunturista. No entanto, não reforcei a imagem que tinha de si mesmo como uma vítima desamparada concordando com suas recriminações, nem fiz por ele as coisas que ele era capaz de fazer sozinho.

Para ser o mais útil possível nesta situação, agi como retardador. Ofereci-lhe um apoio que naquele momento ele não tinha. Temporariamente, amparei-o, até que ele recuperasse sua integridade.

Este é um modelo para conduzir, ensinar e fazer terapia. Eu, o líder/professor/terapeuta, forneço temporariamente apoio. É sempre temporário e está a serviço da tarefa de levá-lo a assumir sua própria vida. É também um modelo para "ajudar". Você está escolhendo atuar num nível baixo de consciência. Você não está a par do fato de ser quem escolhe todas as coisas. Você não está inteirado de suas opções. Para ser prestativo, escolho criar as condições nas quais você sinta facilidade para tomar consciência daqueles níveis que você reprimiu.

Ao ajudar alguém, minha abordagem é configurar a cena e, passo a passo, fazer o mínimo possível para que sua capacidade de conscientização se fortaleça. Quanto mais eu fizer, menos útil estou sendo; levo em consideração que fazer um pouco mais, às vezes, desencadeia a conscientização (vide Transição, pág. 131).

EMPATIA

Tenho uma amiga que cortou a mão. Dois sentimentos brotaram dentro de mim. O primeiro: "Você escolheu. Qual a vantagem? Você deve ter querido cortar sua mão". Verdade. Ela quis. Muito provavelmente ela não estava ciente das razões pelas quais isso acontecera. Se estivesse ciente, teria preferido não se machucar. Meu segundo sentimento: "Está doendo. Mesmo que ela o tenha escolhido, agora ela está sentindo dor". Respondi-lhe dando-lhe conselhos, procurando paliativos, acudindo-a e agindo de modo que, a meu ver, a faria sentir menos dor.

Esta é maneira pela qual escolha e cuidados podem se reconciliar. As pessoas escolhem realmente todas as coisas. São responsáveis por si mesmas. Escolhem sentir dor, confundir-se, meter-se em dificuldades, tornar-se infelizes. De modo geral, não se permitem saber que estão escolhendo. O modo como estão num determinado momento indica quanto de percepção consciente há em suas escolhas. Posso optar por dar-lhes apoio enquanto elas descobrem sua responsabilidade pessoal.

Olhando a mão de minha amiga, não me pareceu muito conveniente "ajudar" perguntando-lhe por que havia escolhido cortar a mão. Pareceu-me melhor ajudá-la a diminuir seu incômodo e a criar condições para curar o ferimento. Talvez depois, se ela o desejasse, poderíamos investigar os motivos pelos quais escolhera se cortar, mas não enquanto estivesse doendo.

Quanto mais você se permite ser consciente, mais você se comporta como um organismo unificado, consegue que suas ações sejam completas, e sente alegria. A infelicidade vem de sua inconsciência. No entanto, se isto é o que você escolhe agora, posso optar por criar condições nas quais você amenize seu problema atual; ou posso escolher tornar a presente situação tal que você, a meu ver, acabará escolhendo vê-la como mais difícil.

Há, porém, momentos em que você deseja compreensão. Há outros em que você simplesmente deseja se acomodar no ponto em que está, sentindo-se bem nesse nível intermediário. "Sei que estou me tornando infeliz, mas me abrace mesmo assim." Tenho a escolha de responder a esse pedido do modo que me parecer mais conveniente.

Provavelmente, as relações humanas mais bem-sucedidas são aquelas que funcionam segundo estes parâmetros: se você está infeliz, fico do seu lado e crio condições que você possa desfrutar com facilidade. Conforto, mostro simpatia, apóio. Ao mesmo tempo, depois de você ter recuperado seu equilíbrio, trabalho no sentido de ajudá-lo a escolher o comportamento que não termine em infelicidade.

AUTOCOMPAIXÃO

Os mesmos princípios se aplicam à minha compaixão por mim mesmo. Aceito existirem momentos nos quais não estou consciente dos motivos que me levam a escolher algo e escolho não me esforçar para descobri-los. Ao invés disso, aceito-me como e onde estou e torno meu estado vigente mais agradável.

Escolher não exige uma investigação exaustiva, compulsiva e incessante de mim mesmo. Posso relaxar, ser dependente, ser irresponsável. Ao longo do tempo, provavelmente descobrirei que, quanto mais eu assumo responsabilidade por minha própria vida, por meio de minhas conscientizações, mais feliz serei. Posso, entretanto, seguir no ritmo que eu escolher.

Ao escrever este livro, dei-me uma excelente oportunidade para testar minha autocompaixão e o grau em que acredito nas idéias relativas à escolha. Tive uma doença. Assumi a responsabilidade por ter tornado meu corpo enfermo. Meu conflito foi: dedicar-me-ei a me curar ou vou a um médico e faço com que ele me "cure"? A seguir, relato o que aconteceu, que foi escrito enquanto estava acontecendo.

Estou no auge de uma infecção violenta nos meus olhos. O médico a chama de conjuntividade bilateral. Já a estou tolerando há nove dias, e tem piorado com o tempo; não melhora. Por que estou com isso?

Durante anos não fiquei doente. Nada além de alguns resfriados nos últimos cinco ou seis anos. Sem dúvida, nada parecido com isto. Por quê? Tenho mil explicações: sinto-me falso escrevendo todas essas teorias a respeito de doenças num livro para o qual alguém achou que vale a pena adiantar uma boa quantia em dinheiro. Milhares de pessoas são influenciadas por mim. Elas lerão o que eu disser e acreditarão, como provavelmente aconteceu com milhares de outros no passado. E é possível que eu não saiba do que estou falando. Tão raras vezes fiquei doente. Como é que vou saber que não iria correndo ao médico quando realmente ficasse doente? Se eu fosse me testar, poderia realmente controlar minha saúde?

Através do maravilhoso mecanismo desta enfermidade que desenvolvi em mim mesmo, estou propiciando uma situação onde talvez possa encontrar as respostas para estas perguntas. Meu estilo de vida tem sido alternar entre teoria e prática. Neste ponto de minha evolução, a teoria está muito mais adiantada do que a prática. Portanto, conjuntivite...

Até aqui, os resultados estão misturados. Aparentemente, eu só acredito parcialmente em mim mesmo. Se eu seguisse meus ensinamentos, reagiria à enfermidade (1) jejuando; (2) fazendo exercícios regulares de imagens dirigidas; (3) repousando; (4) deitando-me ao sol; (5) ficando bastante ao ar livre...

Ao invés disso, eu como. São poucos os dias ensolarados. Tenho ficado quase o tempo todo na cama. Por fim, fui a um médico, amenizando essa consulta com a intenção de tomar eu mesmo todas as decisões finais...

Depois de ficar tropeçando um bom tempo na prática de minhas crenças, comecei a me indireitar. Realizei dois processos para a verdade (imagens), diminuí a alimentação, realmente jejuei um dia, joguei handebol uma vez, e fiquei sentado ao sol. As pastilhas de sulfa que o médico me deu não funcionaram, de modo que tive uma recaída...

Infelizmente, todos os métodos que tentei também não funcionaram, de modo que mais uma vez voltei ao médico, na esperança de que ele descobrisse o remédio "certo" para que eu recobrasse minha visão. Ele me advertiu que se eu não obedecesse às suas instruções, poderia perder a vista. Este é o fim de minhas crenças.

Devo admitir que não me permiti consciência suficiente para curar este problema, ou, possivelmente, que toda a minha teoria esteja errada, mas só admitirei essa possibilidade se tudo o mais der errado. Agora estou pronto para minha segunda consulta médica...

A única coisa que está dando certo é uma solução de sulfa com esteróides que supostamente acelera a recuperação. Continuo tomando o remédio, pois estou melhorando aos poucos. Minha acuidade visual ficou comprometida e é muito desagradável não enxergar bem. Agora estou em Palm Springs descansando ao sol, mas, ai de mim, não estou jejuando. Deitar-me ao sol é exatamente o que preciso fazer, a coisa que eu devia ter feito desde o começo. Sinto que com este tratamento ficarei recuperado. No entanto, observo que não estou parando de tomar as pastilhas...

A luz do sol efetuou maravilhas. Este é o dia em que minha recuperação parece mais evidente. Parei com as pastilhas. Essa doença está me ensinando que eu não acredito completamente que sou capaz de curar a mim mesmo. Sinto também claramente que, se me acontecer outro problema deste tipo, estou pronto para seguir mais fielmente minhas próprias idéias.

Eu poderia me menosprezar por não ter agido de acordo com minhas crenças. Isto seria o mesmo que mostrar-me intolerante quando os outros não agem segundo sua responsabilidade pessoal. Acredito que posso me curar, mas não creio nisso ainda por completo; quer dizer, não ajo espontaneamente de uma maneira consistente com essa crença.

Tenho autocompaixão, na medida em que aceito minha crença incompleta e em que me dou apoio, enquanto me esforço para alcançar uma crença completa. Ajudo a mim mesmo, uma vez que me mantenho atento a meu objetivo último de ser responsável por mim mesmo. Se, porém, apoiar minha crença incompleta por tempo demais, não estarei mais favorecendo minha própria evolução.

ESTUPRO

O princípio da escolha implica que a "vítima" de um estupro está escolhendo ser estuprada e que o estuprador está escolhendo estuprar. Concordam ambos em produzir juntos o resultado final.

Essa é uma idéia que desencadeia, a nível nacional, a reação altamente emocional de repúdio. Não estou dizendo que as mulheres estupradas sejam responsáveis, no sentido que geralmente se afirma. Não creio que "têm o que merecem", nem em nada na linha da punição. Para mim, na maioria dos casos, as mulheres estupradas têm um poderoso desejo inconsciente de consentir com o estuprador, para vivenciarem o ato do estupro. Muitas destas vítimas não fariam essa escolha se estivessem plenamente conscientes.

Isto também não quer dizer que os estupradores não devem ser punidos. Um dos objetivos principais de nossas leis é impedir que consintamos com desejos inconscientes, para que estes tenham tempo de alcançar a consciência. Por essa razão, a sociedade geralmente usa leis para deter conluios como estupro, assassinato, roubo, acontecimentos estes que a maioria das pessoas não escolheria para servir de alvo se tivesse plena consciência de si.

Uma amiga minha foi estuprada quando tinha cinco anos. Se a idéia de escolher ser estuprada pode ser alguma vez considerada absurda, essa é a situação perfeita. Pedi-lhe que se abrisse à possibilidade de ela haver escolhido esse acontecimento, para ver se essa instrução teria algum sentido para si mesma. Depois de refletir durante duas semanas, escreveu-me o seguinte relato:

É outono. De algum modo, estou com cinco anos. Meu nome é novamente Wendy. Pequena. Estou contando para meu cachorro que vai dar tudo certo. Decido fugir porque meus pais virão me buscar. Isto fará com que desta vez eles me queiram. Eles irão me amar então. Primeiro, fico preocupada em sujar meus sapatos e meias. Estou com um vestido rosa e amarelo. Meu cabelo tem cachos e é comprido. Sou pequena, mas suficientemente grande para fugir. Decido fugir porque as pessoas de minha casa estão mortas e eu estou morta. Talvez exista alguém no mundo que me queira, que cuide de mim. Em algum outro lugar, alguma coisa vai mudar tudo. Quero ir aonde nunca fui. Tomarei conta de Blackie.

Ando pela estrada poeirenta. Ele corre em volta de mim e à minha frente, às vezes no mato. Ele não vai se perder. Passamos pelo pomar e atravessamos uma ponte. Meus sapatos estão sujos. Andamos, andamos e há muitas árvores, mas eu sei que ainda não estamos nas montanhas. Há um riacho e eu tento apanhar água com as mãos para que Blackie possa beber. Aí não consigo mais encontrá-lo. Olho para todo lado e chamo por ele. Ele não vem. Ele é tão pequeno, é só filhotinho, precisa de mim. Em pouco tempo estou perdida e aterrorizada.

Ainda é dia. Há um homem adiante. Ele vem em minha direção e eu o reconheço. Penso que ele é quem vai mudar tudo, agora vai acontecer, vou ficar muito bem. Corro até ele e depois recuo porque ele está carregando duas aves mortas. Ele tem uma arma, mas é dos passarinhos que tenho medo. Ele fala comigo e se lembra de que meu nome é Wendy. Eu pergunto se ele teria visto meu cachorro, que se perdeu.

Ele põe a arma no ombro do lado em que carrega as aves. Ele me pega pela mão (minha mão — eu quero que ele... minha mão é aceitável agora, minha mão é boa, não é feia). Ele me diz que pensa saber onde Blackie está. Decido ir com ele. Ele atravessa o mato. Há umas construções velhas, lembro-me delas e não estou mais perdida. Ele diz que Blackie está lá dentro. Estou decidindo o que é que vai acontecer. O homem me agarra pela mão e diz que eu não deveria entrar lá sozinha.

Ele empurra a porta com força e entramos e eu não consigo ver por que ele fechou a porta. Por favor, abra... (mas eu não quero que ele a abra. Ele não abre. Eu quero ficar sozinha com ele). Só há fendas entre as tábuas do barracão por onde entra a luz. Eu lhe digo que quero sair. Digo-lhe que Blackie não está ali. Blackie vai ficar preocupado se eu não o encontrar. Preciso ir agora. (Eu não quero ir. Ele não me deixa sair.)

Ele não me deixa sair. Ele não me deixa sair. Estou no chão, no chão sujo. Ele está em cima de mim. Está respirando pesado, pesado em cima de mim. (Há uma coisa que eu não sabia... o lugar secreto entre minhas pernas. Nada em mim tinha sido aceitável... mas agora devo descobrir que essa parte de mim é desejada por alguém). Choro e grito. Ele é muito grande. Ele me machuca muito. (Mas eu quis que isso acontecesse. Eu escolhi que isto acontecesse porque devia existir alguma coisa boa em mim.)

Estou chorando. Ele me diz para parar e eu paro. Sinto sangue em mim... não sei se é meu ou das aves. Ele me diz que nunca conte para ninguém, jamais. (Faço com que ele me diga isso porque sabia que não deveria ter deixado pessoa alguma me tocar.) Ele me diz o que vai fazer comigo se um dia eu contar para alguém. Fico muito quieta, estou tentando desaparecer, mas imóvel... Mesmo depois de ter dito que jamais vou contar para alguém, faço com que ele repita tudo de novo. Ele me segura no chão e pega a ave morta e põe parte dela dentro de mim e depois a coloca dentro de minha boca. Começo a sufocar, sinto as penas dentro de minha boca, sinto o sangue em minha garganta. (E por ora isto é tudo o que preciso lembrar. Eu bloqueei, deliberadamente e por completo o que eu deixei que acontecesse. Só o que preciso me lembrar é de meu terror de aves.)

Mas meu corpo carrega a recordação completa: minha tensão constante. Deste modo, interrompo todas as sensações e todos os sentimentos. Posso "sumir" e não sentir absolutamente nada. Meu corpo desenvolveu uma capacidade enorme para resistir. Reforcei essa capacidade de resistir para minha própria sobrevivência.

Desenvolvi uma visão deficiente e usei óculos — como se eu não quisesse ver as outras pessoas perto de mim. Se eu puder ver claramente as pessoas, também verei que eu não fui valorizada, que eu não era importante. Eu me escondi por trás das lentes, criei uma forte resistência até me acostumar com as lentes de contato que uso agora, pois não queria desistir de minha proteção.

Minha respiração ficou curta, minha cabeça pendeu para a frente, mantinha meu rosto inclinado para baixo o tempo todo; deste modo, eu não podia me mostrar, não podia nem ser vista, nem ter que ver outras pessoas. Tensão constante em meu estômago, minha garganta sempre tensa, apertada, raramente falava, sempre com medo de engasgar, uma profunda vergonha de meu corpo e de mim mesma, sentia-me geralmente paralisada e congelada, não me mexia, não fazia qualquer ruído.

Desde a infância fiquei cada vez mais tensa e contraída: as passagens nasais, bloqueadas, impediam a respiração; menstruações extremamente infreqüentes e, no momento, apareceu um cisto dentro de mim mesma.

As únicas coisas "libertadoras" que me parecem ser naturais são a sensação de que minhas mãos são graciosas e de que posso fazer coisas boas, além de uma crença recente, cada vez mais presente, de que meu corpo é belo. O único ato completamente natural para mim é o sexual. Somente no sexo é que meu corpo fica livre de todos os bloqueios, que minha respiração torna-se completa e profunda. Somente então sinto-me completamente presente e desinibida. Não me seguro em nenhuma parte de mim. Estou livre e desimpedida. É durante o sexo que todo meu ser está sendo recarregado, que a energia flui através de mim e que me sinto plenamente viva.

Faz sentido ser natural porque escolhi descobrir o que era aceitável para as outras pessoas, o que era desejado e o que eu possuía, quando tinha cinco anos. Escolhi ser sexualmente penetrada quando ainda muito pequena, porque eu precisava ser especial, necessitava ser amada.

Certamente, nem todas as pessoas estupradas têm os mesmos sentimentos que Wendy; tampouco seus sentimentos implicam que os estupradores estão isentos de sua responsabilidade no que acontece. Estou sugerindo que, se a emotividade do acontecimento puder ser posta temporariamente de lado para que tenhamos chance de investigar o que realmente se passou em cada caso de estupro, pode ser que consigamos entender melhor o que está em jogo, tomando então medidas mais apropriadas para modificar a situação, se é que desejamos fazê-lo.

MORTE

Uma vez que escolho todas as coisas, decorre que escolho minhas enfermidades e minha morte. Toda doença é a reação da pessoa a uma situação presente em sua vida. Toda morte é um suicídio.

Ficar doente tem muitas vantagens. Alivio-me das responsabilidades, recebo mostras de simpatia, sou cuidado, deixam-me descansar, recebo dinheiro de benefícios sociais.

Numa perspectiva mais extensa, uma constituição em geral fraca permite-me demonstrar que eu estava certo e que meus pais estavam errados a respeito do modo como me criaram.[32] "Sabe, pais, se vocês tivessem simplesmente me escutado, eu não seria essa ruína ambulante."

Poucas pessoas têm consciência de sua escolha de como e quando morrer. Os suicídios são uma exceção óbvia, da mesma forma que outros procedimentos suicidas mais sutis.

Fiquei estupefato diante do modo como Fritz Perls, fundador da Gestalt-terapia, antecipou-se à sua morte. Depois de ter realizado seu sonho de vida e de ter criado uma comunidade gestáltica, voltou para a Europa para visitar pessoas e lugares que tinham feito parte do início de sua vida. Depois foi para a Flórida vistar a mulher que amava, e depois para Nova York onde encontrou a esposa. Depois de completadas estas atividades, Fritz foi para Chicago, ficou doente, deixou que os médicos o operassem — prática essa que nunca se tinha ouvido Fritz incluir em sua filosofia de vida — e morreu. Pareceu-me que Fritz dissera adeus às partes mais significativas de sua vida para depois morrer.

Algumas pessoas podem planejar que vão morrer daí a vinte anos, de modo que começam a fumar ou adquirem outros hábitos que acabarão levando-as a isso. O conceito de Análise Transacional (AT), de que as pessoas vivem de acordo com um roteiro,[33] é consistente com a perspectiva que ora exponho. Às vezes, em AT, as pessoas são solicitadas a predizerem quando e como morrerão. As pessoas que subseqüentemente faleceram mostraram-se então extraordinariamente precisas.

Se, de fato, todos nós temos um plano para nossa morte, trazê-lo a nível da percepção consciente nos permitiria decidir voluntariamente, ao invés de decidir sem nos permitirmos saber aquilo que tínhamos planejado.

Meu medo de aviões, acidentes de carro, ou terremotos diminuiu a praticamente zero depois que comecei a me permitir estar cada vez mais consciente. Quando estou num avião, sinto que não estou escolhendo morrer naquele momento e então leio um jornal.

Esta atitude não é o mesmo que negação, ou seja, não pensar a respeito. E não é o mesmo que tentar tirar isso de minha cabeça. Para mim, negar é compactuar com a inconsciência. Prefiro alimentar a possibilidade, no caso de eu eventualmente morrer num avião, de decidir contrariamente a isto. Assim que essa decisão estiver tomada, presumindo que tenho plena consciência da mesma, não preciso tomá-la novamente a cada vôo. Mas efetivamente, de tempos em tempos, dou uma verificada para ver se não há novas decisões que sorrateiramente tenham se insinuado, à revelia de minha percepção.

A sensação de culpa pela morte de uma outra pessoa fica em grande medida aliviada, quando aceito a idéia da escolha. Se as pessoas morrem porque escolhem fazê-lo assim, a sensação de culpa pela morte de alguém é um sentimento bastante irrelevante. Sentir-me responsável pela morte de outro ser torna-se um ato de arrogância desorientada. Além de não causar a morte em questão, tampouco sou capaz de provocar mortes.

Ter a clareza de que cada um decide pela enfermidade e pela morte elimina seu poder de manipulação sobre terceiros. Só me permito ser manipulado por alguém que esteja doente ou com risco de vida, se acreditar que tenho alguma responsabilidade pela enfermidade ou morte dessa pessoa. Tudo o que posso fazer é criar condições para que as pessoas escolham sentir facilidade em adoecer ou em morrer. Elas escolhem. Assim que aceito isso, fico livre para escolher não ser manipulado.

Minha culpa tem, em sua base, seja eu consciente ou não disso, o desejo de que o outro morra ou adoeça, e não de que permaneça como está. Posso então consentir com as partes inconscientes dele, que lhe facilitam tornar-se doente, de uma maneira que não aconteceria se ele tivesse plena consciência. Minha culpa é por perceber meu desejo, distinta ou indistintamente, e não pela enfermidade alheia.

CULPABILIDADE

Se procuro um comerciante, assino um contrato, sou roubado, de quem é a culpa? Se um vendedor me diz que vai fazer uma coisa e faz outra, de quem é a culpa?

Ambos são culpados. Escolho ser tratado como me tratam e você escolhe tratar-me como quer. Se nossa interação é um acordo mútuo, então qual é a razão de se punir ou atribuir culpa?

Se ambos estivermos completamente conscientes, não haverá necessidade de leis. Todos os atos são acordos entre seres humanos que consentem neles. As leis, ou a atribuição das culpas, aparecem porque não temos plena consciência. Como mencionei antes, as leis existem, em parte, para me proteger de mim mesmo. Existem para aquelas situações nas quais faço alguma coisa sem plena consciência e que, se eu a tivesse, não teria feito.

Por exemplo: conscientemente, quero um bom carro, mas inconscientemente quero que se aproveitem de mim para que sintam simpatia a meu respeito e me dêem apoio. O negociante quer ganhar mais dinheiro. Ele compactua com a minha inconsciência. Ele faz isso mentindo. Sou levado pela mentira porque realmente quero que ele minta para mim, assim como Wendy queria que lhe dissessem que não falasse nada a respeito. Minha falta de consciência é revelada ao negociante.

Quando estou sendo julgado, uma das funções do júri é confrontar minha objeção consciente ao crime com meus desejos inconscientes de consentir com ele. O júri decide se meu desejo inconsciente seria o mesmo, caso eu o tivesse a nível consciente, ou se meu desejo inconsciente teria sido diferente, quando conscientizado.

Assumamos que, inconscientemente, Patty Hearst queria ser raptada e participar das atividades do ELS (SLA), talvez para expressar sua revolta em relação à família. A questão legal pode ser vazada nos seguintes termos: se ela pudesse ter-se permitido tomar consciência desse desejo, teria ela ainda escolhido agir como fez, ou teria mudado sua forma de ver? Se o júri decidisse que, conscientemente, ela teria escolhido a mesma coisa, então esse rapto não teria sido crime algum, pois, como adultos — Patty Hearst e ELS (SLA) —, estavam simplesmente de acordo e fizeram aquilo que queriam fazer na ocasião.

Patty Hearst seria maximamente culpada se sua inconsciência, quando conscientizada, ainda a fizesse revoltar-se por meio de sua cooperação com o tal movimento. Seria menos culpada se, depois de tomar consciência, decidisse não cooperar com aquelas pessoas. Eis o paradoxo.

Suponhamos que, na verdade, Patty queria se revoltar; ela permitiu que o grupo terrorista soubesse que estava disponível para ser usada por ele, que ficou encantada com a história do rapto e muito satisfeita de ter tido a chance marginal de viver como revolucionária. Esses foram seus principais sentimentos, mas assumamos que ela também teve alguns conflitos.

Se ela tivesse agido com plena consciência, um júri a teria, praticamente sem sombra de dúvida, enviado para a cadeia. Se ela se permitisse tomar consciência apenas daquela sua parte que não queria cooperar com os terroristas, ela teria tido uma boa chance de ser isentada de toda culpa, de ser inocentada. O paradoxo está em que a lei recompensa a falta de consciência.

ESPONTANEIDADE

Minha ex-esposa e eu estávamos fazendo trabalho de grupo na Austrália já há seis semanas. Durante certo tempo foi gostoso trabalhar juntos. Então comecei a me perceber crítico em relação a ela, em virtude dos crimes hediondos que vinha cometendo, como não rir consistentemente de minhas piadas, ou apertar o tubo de pasta de dente no meio. Certa manhã acordei primeiro. Estava muito zangado e pronto para dizer-lhe exatamente como estava me sentindo, uma boa, saudável e completa manifestação de sentimentos, certo?

Uma voz saltou dentro de minha cabeça: — Por que você está escolhendo ficar com raiva?

— Cala a boca — respondi. — Estou manifestando meu sentimento. Ela devia mais é ouvir, para seu próprio bem.

— Mas você sabe que a raiva é uma decisão sua. Por que prefere ficar com raiva?

— Não seja ridículo. Minha raiva é um sentimento espontâneo.

Você não está querendo me dizer que até a espontaneidade é escolha minha? Enquanto tudo isso se desenrolava, ela dormia. Outro crime. Então comecei a ruminar. Talvez minha raiva espontânea *fosse* minha escolha. Ao pensar mais nisso, a verdade desse paradoxo tornou-se evidente. A única coisa que faltava para reconciliar a aparente contradição entre escolha e espontaneidade era o fator tempo. Em algum momento do passado, eu tinha aparentemente decidido que sempre que alguém apertasse um tubo de pasta de dente no meio ou cometesse um outro delito de mesma gravidade, eu poderia atribuir-lhe culpa, desestimulá-lo a repetir o ato, evocar simpatia, ou ficar com raiva. Essa decisão foi levada a meu computador, quer dizer, a meu sistema nervoso, e daí em diante eu comecei a reagir com raiva sempre que essas ofensas eram cometidas. Em outras palavras, tinha decidido qual seria meu sentimento espontâneo em ocasiões futuras.

Optei por minha espontaneidade.

Se me permito aprender como reconsiderar minhas decisões originais, posso mudá-las. As técnicas pró-potencial humano oferecem uma vasta variedade de métodos para o resgate das decisões originais: imagens, psicodrama, Gestalt, bioenergética, processamento da verdade, renascimento e até psicanálise. Os métodos propostos interferem no que parecem ser comportamentos espontâneos.

CONTROLE LOCAL

O conceito de escolha tem implicações para a relação entre as tomadas de decisão de um indivíduo e as intervenções de fora. Quando unidades individuais, como pessoas ou grupos, passam a se relacionar umas com as outras, geralmente forma-se uma estrutura para regular essa relação. O princípio da escolha esclarece, em parte, a natureza dessa estrutura.

As pequenas unidades comandam as grandes unidades com eficiência, somente se há a cooperação destas.

Dirigi um grupo de encontro com um ano de duração, para guardas penitenciários de uma grande instituição penal na Califórnia. Depois de termos chegado a nos conhecer bem, os guardas confiaram em mim. Um de seus segredos era que não havia meios de poderem controlar a prisão sem a assistência dos presidiários. Os grupos pequenos de guardas, mesmo quando respaldados pela autoridade, armas e experiência, não bastavam para equilibrar a força do grupo muito maior dos detentos, caso estes últimos escolhessem se rebelar e resistir. Posteriormente, um detento com longa pena a cumprir ampliou mais ainda este aspecto. Alegava que a cadeia podia funcionar por uma única razão: a existência de inocentes entre os presos, de pessoas injustamente condenadas, que constituíam o elemento de estabilidade necessária.

Valem os mesmos comentários para a cura física. Não há meios de o médico agir com êxito a nível corporal, sem que haja a cooperação do corpo. O melhor que o médico pode fazer é entrar em harmonia com o corpo e apoiar seus processos de cura e, ocasionalmente, retardar seu processo de autodestruição ou danificação, até que tenha chegado o momento de o corpo ativar seus processos de restabelecimento, como, por exemplo, quando um corpo é esmagado num acidente automobilístico. Neste caso, o paciente em geral não tem consciência corporal suficiente para efetuar uma completa recuperação de sua integridade, sem auxílio médico. A cirurgia pode fazer os reparos necessários e os medicamentos podem retardar infecções, enquanto o paciente ganha o tempo necessário para que os processos naturais de cura possam se desenrolar.

A abordagem atual da Medicina holística incorpora este aspecto à sua filosofia de tratamento.[34] O atendimento hospitalar é dividido em três partes: cuidados com o corpo, transição, integração do paciente. Na primeira fase, eu, enquanto paciente, escolho abrir mão de grande parte de minha autonomia e permitir que você, médico, me conduza. Autorizo-o a utilizar sua informação especializada para fazer-me passar pela crise imediata que não me sinto em condições de enfrentar por mim mesmo. Numa segunda fase, vou recuperando gradualmente a responsabilidade por meu próprio programa de recuperação e uso meu corpo/mente para curar-me. Na terceira fase, o foco incide num trabalho de compreender, através de um exame dos porquês e dos comos, essa enfermidade que me deixei contrair e a minha própria cura. O auxílio de fora é empregado como primeiro modo de atendimento, somente até o momento em que passo a me mobilizar para promover a minha cura.

SIMPLICIDADE

> Portanto, todo átomo é uma totalidade em
> que está impressa a marca e a assinatura do mun-
> do todo; cada grão de areia é uma imagem do
> Universo... Se a mesma assinatura está em todas
> as coisas, decorre disto que um conjunto simples
> de leis é aplicável a toda a diversidade de
> manifestações.
>
> — *Manly Palmer Hall*[35]

O conceito de escolha é muito poderoso. As implicações deste conceito são estarrecedoras. Mas o conceito está inacabado. O lado *yin*, receptivo, deve ser explorado, e assim conduzirá a outras idéias importantes... ao caminho, à naturalidade, à simplicidade.

O *YIN* DA ESCOLHA

Ao longo dos anos em que vim pensando a respeito do conceito de escolha, uma sensação incômoda gradualmente foi se insinuando em meu íntimo, até me atingir de modo plenamente consciente. Inicialmente era uma sensação de vago desconforto, depois, de irritação. Finalmente, deparei-me com ela frente a frente. Existe alguma coisa incompleta neste conceito de escolha. Inúmeras vezes, quando respondia às críticas do conceito, precisava limpar minha garganta, sinal de que eu não estava seguro de saber responder às suas objeções.

O processo por meio do qual estou descobrindo a incompletude é, em si, um exemplo do que falta no conceito de escolha. Durante uma turnê pela Austrália, há pouco tempo, encontrei uma mulher que achei atraente, mas ela não me quis. Tivemos longas conversas, sem o menor sentido, despedimo-nos e eu fiquei aborrecido. Depois esqueci-me dela.

Seis meses mais tarde recebi uma carta que, muito apropriadamente, começava assim: "Provavelmente será para você uma surpresa receber esta carta". Ao final da carta, ela fazia um comentário que, no mesmo instante, senti que era correto, muito antes de ter tido oportunidade de pensar a respeito.

> Fiquei pensando sobre seu conceito do Deus interior e ele encerra uma verdade, mas é essencialmente masculino (vertical) e acho que é necessário que ele se equilibre, de tal modo que a sua unicidade e o seu bem comum sejam considerados. Assim como a humanidade em seu todo tem seu Deus, que é compartilhado por todos.

Jackie estava acentuando a sensação oculta de incômodo que eu estivera sentindo; trazia-a gritantemente até meu foco de consciência e fornecia-me uma direção para a busca e o encontro da solução. Fiquei encantado com a incongruência do veículo usado para novamente colocar-me em movimento, uma carta totalmente inesperada, fruto de um relacionamento esquecido, que tinha parecido mal-sucedido, e que provinha, praticamente, do outro lado do mundo.

A segunda fonte de inspiração mostrou-se igualmente inesperada. Eu estava assistindo ao programa de Merv Griffin, na TV. Merv estava em cena com um comediante-cantor, manco, que estava prestes a contar sua última piada. Distraidamente ouvia o que diziam, quando tive a segunda pista.

Ele falava sobre um homem que tinha tido a sorte de visitar o céu e também o inferno. No inferno, encontrou todos sentados em torno de uma mesa coberta de alimentos e pratos deliciosos; os cotovelos das pessoas porém não se dobravam e não havia jeito de elas alcançarem a comida com a boca. Os moradores do inferno precisavam passar toda a eternidade neste estado de frustração. No céu, a situação era exatamente a mesma. — Mas então qual é a diferença entre o céu e o inferno? — perguntou um amigo. — A única diferença — respondeu — é que no céu eles podem dar um comida na boca do outro.

Vieram-me lágrimas aos olhos. Que anedota maravilhosa. E que fonte mais incrível essa da qual havia brotado. Mais uma vez eu sentia, de modo pré-lógico, que esta era uma história muito mais importante do que parecia e estava diretamente relacionada ao que Jackie tinha dito.

Do outro lado do mundo, e de um comediante patético, tinha vindo aquilo que eu estava procurando. A fim de escolher ouvir estas mensagens, eu tinha tido que me deixar em estado de passividade e disponibilidade para o que o Universo estava me dizendo. Tive que me deitar, ficar na horizontal e manifestar a própria abertura que me estava sendo ensinada.

O CAMINHO

O lado *yin* da escolha considera a simplicidade do mundo e a redução de opções, limitando-se a uma, em última instância, quando o mundo é percebido com clareza. A orientação *yin* ou receptiva requer que o mundo seja sentido de tal modo que o caminho a ser escolhido se torne óbvio.

Quando um jogador que está correndo para trás com a bola, no futebol americano, olha para o campo, para o chão, há um caminho que, sendo seguido, leva-lo-á o mais longe possível, com o mínimo esforço. Os melhores corredores sentem esse caminho e, enquanto se deslocam, intuitivamente, computam suas séries de velocidades, os locais em que mudam a direção, como usam seus bloqueadores, as ocasiões e métodos de fingir, os locais em que o braço deve ficar esticado.

Se escolherem um caminho diferente, poderão ainda correr uma boa distância, mas os esforços necessários para passar à frente das outras pessoas, assim como os riscos de lesões, serão maiores. Este fenômeno pode ter sido aquilo que o grande jogador Red Grange quis dizer quando respondeu à seguinte pergunta: — Por que é que você é um grande corredor quando outros que são tão rápidos e velozes quanto você são apenas bons corredores? — Sua resposta foi: — Percebo o que é esencial.

Na arte japonesa do Aikido, o guerreiro é treinado a misturar-se com seu atacante, e não a opor-se a ele. O mestre de Aikido usa os movimentos mais simples para utilizar a força já exercida pelo adversário. Há um ponto preciso onde essa pressão deve ser aplicada e um movimento exato para dominar o oponente. Opostas a esta temos as artes ocidentais do boxe e da luta livre, caracterizadas por um confronto de forças.

Alimentar-se de bons produtos favorece a saúde. Assim também acontece com o ar limpo que se respira, com banhos de sol, com exercícios físicos. Estas atividades asseguram a saúde do modo mais simples e direto. No entanto, não são necessárias a uma boa saúde. É possível, diante de uma grande capacidade de autoconsciência, ser saudável, apesar da falta destas práticas, da mesma forma como é possível marcar um gol, passando por todos os jogadores.

Vale o mesmo para a Astrologia e biorritmos. Presumindo que são precisos, simplesmente indicam quais propensões são mais simples para cada pessoa. Pode-se também desobedecer às sugestões e realizar as coisas do jeito que você deseja. Apenas será preciso trabalhar mais, estando ainda mais alerta. Para qualquer situação, existe aquele que é o caminho mais simples. A conscientização revela esse caminho. A simplicidade final é escolher o caminho correto. Ensinar consiste em criar condições que ajudem os alunos a encontrar seus próprios caminhos.

Nem sempre é desejável seguirmos o caminho mais fácil. Uma vez que a alegria decorre de usarmos nosso potencial, se o caminho fácil já tiver sido trilhado e realizado, você poderá ter mais chances de usar seu próprio potencial tentando uma via um pouco mais difícil. Isto não implica necessariamente dor. É muito provável que, se novos caminhos forem buscados um por vez, cada um deles sendo um pouco mais difícil do que o anterior, a dor e o incômodo poderão talvez ser completamente evitados. O crescimento não requer dor.

FILHOS

Quando percebemos um filho desabrochando e seguindo seu caminho, desaparecem problemas tradicionais como dar à luz, alimentar e disciplinar. Depois do advento de Grantly Dick-Read, Lamaze e Leboyer,[36] o parto, antigamente considerado uma das mais dolorosas e desagradáveis experiências humanas, está se tornando uma das mais lindas e extasiantes. Harmonizando-se com a energia natural, ao invés de antecipar uma dor terrível, o parto natural considera a percepção do momento do nascimento como um processo natural maravilhoso que pode ser vivido sem medo e para o qual pode ser propiciada uma situação extremamente agradável para a mãe, para a criança e o pai; enfim, para todos os envolvidos.

Leboyer descreve um método para permitir que o advento da criança no mundo seja caloroso, calmo, íntimo e pleno de amor. A mãe encontra em si os mecanismos naturais de que dispõe para dar à luz, e que são, essencialmente, o relaxamento e a respiração, para fluir com a natureza. A posição do parto é ditada pelo conforto da mãe e pela relação entre seu corpo e a gravidade. Os aspectos do parto desenvolvidos para a conveniência do médico, como amarrar a parturiente à cama obstétrica, forçá-la a deitar-se de costas, dar-lhe drogas que contaminam não só a mulher como também o bebê, estão sendo abandonados em favor da volta ao método simples e natural.

Às vezes, nossa afobação nos impele a tentar forçar o curso do rio. Não é preciso. Como disse Alice Bailey: — Não existe isto que se chama fracasso; só pode haver perda de tempo.

Quando Ari estava com mais ou menos seis meses de idade, sua mãe levou-o a uma visita aos avós. Eles ficaram preocupados com o bebê. Ele não era gordo como os outros. Nessa idade, recebia, exclusivamente, aleitamento materno. Quando fiquei sabendo da preocupação dos meus sogros, comecei a refletir sobre o problema. Quando é que se começa a dar alimento sólido para uma criança? Consultei vários livros sobre cuidados infantis, perguntei a amigos médicos e recebi muitas respostas: quatro meses, um mês, oito meses. Isso não estava parecendo ter muita utilidade. Talvez eu devesse estudar Bioquímica para ver quais ingredientes estavam sendo omitidos da dieta de Ari.

Aí a questão começou a parecer muito complicada. Então procurei um homem que eu tinha aprendido a respeitar como nutricionista, Herbert Shelton.[37] Observando os animais na fazenda onde tinha sido criado, Shelton sistematizou seus princípios de nutrição. As crianças deveriam receber comida sólida, dizia Shelton, quando mostrassem os primeiros dentes.

Que maravilha. Claro. De uma profunda simplicidade. No fundo, as enzimas necessárias para a digestão dos alimentos sólidos são produzidas quando aparecem os dentes. Observando Ari, notei que ele começou a manifestar desejo por comidas sólidas mais ou menos na época em que apareceram seus primeiros dentes.

Se eu tivesse concentrado minha atenção apenas no elemento masculino da escolha, talvez não me tivesse dado abertura para aceitar a solução natural da questão sobre a introdução dos alimentos sólidos na alimentação do bebê.

A disciplina infantil está sujeita às mesmas considerações. Ari está agora na chamada "terrível idade dos dois", expressão que descreve o comportamento de crianças dessa idade e que, a meu ver, é curiosa, pois os problemas de disciplina com Ari são praticamente inexistentes. Só aparecem quando eu quero deter o avanço de seu caminho; se eu quero que ele vá dormir quando ele não está cansado, que ele se vista quando ele quer ficar despido, que ele limpe o nariz quando está brincando e não dá a mínima para sua aparência diante dos outros. Se me tornar sensível a seu desenvolvimento, a disciplina é mínima.

Isto não significa que ele faça tudo o que quer. Quando me bate no rosto, eu lhe digo energicamente que pare ou peço que me toque carinhosamente. Em geral, ele tenta uma ou duas vezes, para ter certeza de ter entendido a mensagem, depois pára. Quanto mais evito detê-lo por motivos desnecessários, mais ele acata quando eu realmente o interrompo.

Quando o considero um inimigo, quando o vejo como alguém

que força os limites para ver até onde pode ir, tenho problemas. Se o vejo como alguém tentando conseguir o que quer e se divertindo comigo, acontecem coisas mágicas.

Vendo-o sob esta luz, percebi que quando saía para a rua ele estava realmente fazendo uma pergunta, e não me desafiando. Certo dia eu lhe disse para não sair para a rua. No dia seguinte, carreguei-o quando atravessávamos. Ocasionalmente, quando não havia tráfego, segurava sua mão para atravessar. Em ruas isoladas, eu chegava até a deixá-lo andar sozinho, seguindo ao seu lado. Agora ele está perguntando: — Quais são as regras? Como posso generalizar? Quando é que posso ir para a rua e quando é que não posso? — Quanto mais esclareço, e ele entende, mais ele me acata. Ele gosta de consentir. Ele tem muita satisfação com o seu crescente domínio da situação de atravessar a rua. Estamos ambos buscando o mesmo objetivo.

Existe um caminho para cada criança, em seu desenvolvimento, assim como para o desenvolvimento das outras pessoas. Quando estes caminhos são reconhecidos, aceitos e escolhidos, surgem menos conflitos e mais alegria.

FLUIR

Há vários anos, minha esposa e eu decidimos nos mudar de Big Sur para ficarmos mais próximos de São Francisco e para que pudéssemos aplicar, a nível do sistema, o que tínhamos aprendido com as experiências pró-potencial humano. Queríamos conciliar o clima de Big Sur com um acesso rápido para a cidade, o que não era fácil. Ao pesquisarmos a região da Baía de São Francisco, acabamos por concluir que a Praia de Muir era o lugar que mais preenchia nossos desejos. E então, sentimos, começaram nossos problemas. A Praia de Muir é uma comunidade muito pequena, perenemente limitada em seu tamanho pelo parque nacional à sua volta, dotada portanto de poucos imóveis para vender, ou áreas para construir.

Empolgados, preparamo-nos para visitar diversas imobiliárias, íamos pedir aos amigos que pusessem anúncio nos jornais e visitar a área a pé. No momento em que estávamos para começar a longa e árdua batalha, um amigo nos visitou. — Acabo de comprar um lote de terra em Muir, e não vou usá-lo. Por mim, está ótimo se vocês me pagarem o que gastei.

(Está ótimo, eu pensei, mas provavelmente não seja o que desejam.)

Fomos a Muir, preparados para passar vários dias, ou até semanas, em nossa procura. Ao final do primeiro dia tornou-se claro que nosso amigo era o proprietário do melhor terreno disponível. Depois conhecemos um homem que vivia do outro lado da rua, em sua propriedade. — Adoro construir casas em Muir. Ficarei feliz em fazer a de vocês. (Provavelmente um construtor não muito experiente, pensei. Certamente precisarei pesquisar mais.)

Numa conversa informal com nossa amiga Marilyn, residente da Praia de Muir, outro elemento se encaixou: — Ah, vocês estão interessados no terreno de Al. Vocês sabiam que Jerry, um antigo namorado, ótimo arquiteto, já fez um projeto para uma casa ali? Por coincidência, tenho vários esboços aqui. (Mas de que adiantam planos elaborados para outra pessoa, cogitei.)

Fiquei de boca aberta enquanto ia olhando os projetos. Exceto o fato de serem muito mais estéticos, eram exatamente do modo como havíamos esboçado nossa própria casa.

No dia seguinte, telefonei para o arquiteto. Ele "por coincidência" tinha acabado de fazer um modelo para aquela casa, e o modelo estava pronto. E ele era um arquiteto humanista, interessado na relação entre as pessoas e o espaço.

Pela primeira vez, deixei meu cinismo de lado e comecei a dar atenção ao fluxo de acontecimentos. Até então, eu estava colocando de lado tudo o que estava nos acontecendo, preparando-me para minha penosa jornada junto às imobiliárias. Quando me permiti participar da experiência dos acontecimentos, quando parei de tentar e me deixei fluir, tudo ficou simples.

Sem qualquer esforço de nossa parte, tinham-nos oferecido um excelente terreno, um construtor, um arquiteto e um projeto ideal de construção para o qual as licenças e alvarás difíceis de obter já tinham sido preparados. Aparentemente, estávamos prontos para esta casa.

Logo depois dessa decisão, o fluxo de energia mudou. Decidimos tomar um empréstimo bancário e construir. O banco recusou-me. Logo agora que eu estava ouvindo as mensagens, que tinha compreendido que a casa era um caminho certo, e apenas precisava de mais dinheiro antes de começar. Empreguei-me em dois lugares e três meses depois procurei outro banco, recebi o empréstimo e a casa agora está construída.

Esta experiência é parecida com o que me aconteceu numa aula de Feldenkrais. Moshe Feldenkrais estava fazendo manipulação corporal numa mulher que tinha se divorciado fazia um ano. Nesse ano, ela não estivera disponível para enfrentar seus sentimentos de perda

63

decorrentes da separação; sentia que sua vida tinha se paralisado. Subitamente, ela começou a chorar e continuou chorando durante mais ou menos vinte minutos. A manipulação de Feldenkrais a tinha ajudado a liberar a tensão que estava sentindo, e finalmente ela estava conseguindo manifestar seus sentimentos profundamente enterrados. Depois disso, sua aparência tornou-se leve e descontraída e todos nós sentimo-nos muito bem. Feldenkrais, porém, estava sentado num canto, macambúzio.

— Qual é o problema, Moshe? Você ajudou Elaine a fazer uma coisa importante. Por que está tão triste?

— Absurdo — ele disse. — Fui rápido demais. Se eu tivesse agido certo, ela não teria precisado chorar tudo isso. Ela teria tido uma descarga natural, dentro de sua capacidade de manipular os próprios sentimentos.

Fiquei surpreso. Minha experiência profissional tinha me feito sentir que chorar era ideal, uma descarga altamente necessária de sentimentos reprimidos. Mas eu tinha tanto respeito por Moshe que comecei a refletir no que havia dito. Talvez estivesse certo. Talvez existisse aprendizagem sem dor.

Sua forma de dar os exercícios presume que se compreendemos bem nossos corpos, podemos levá-los a fazer o que quisermos, sem os submetermos a esforços exagerados. Para tanto, é preciso mais sensibilidade e consciência de nós mesmos. Tenho a sensação de que Feldenkrais está sintonizado numa verdade mais profunda.

O SIMPLES

Reconhecer os caminhos implica, em última instância, que o Universo é simples. Quando aprendemos isto, veremos que é simples. As dimensões complexas que exigem um intrincado processo de escolha se dissolvem e as escolhas tornam-se óbvias.

Presumo que existe uma ordem simples no mundo. Os seres humanos começaram de modo simples, de uma única célula, de um único par comum de pais, e desse simples começo nos multiplicamos e nos inter-relacionamos. À medida que desvendamos nossos mistérios, refazemos nosso percurso evolutivo da complexidade até a simplicidade.

Quando dou uma olhada nos livros que fiz, sei exatamente que partes compreendi e que partes não compreendi, na época em que os escrevi. As partes mal compreendidas soam científicas. Quando não compreendo bem alguma coisa, mantenho-a dentro do jargão científico. Quando realmente a compreendo, sou capaz de explicá-la a qualquer um, em linguagem que eles entendam.

64

Qualquer explicação complexa é intermediária. Sempre me soa absurdo que eu deva tornar-me bioquímico para saber o que comer; que a mulher precise ser drogada e "amarrada" para ter seu filho; que custe milhões de dólares para se recolher equitativamente os impostos; que as principais decisões da vida sejam, basicamente, determinadas por coincidências.

Suponho que dou uma resposta complexa a uma questão porque não entendo a resposta em nível muito profundo. A uma explicação verdadeiramente profunda, todos responderiam: — Claro. — Cada pessoa já deverá ter uma evidência confirmatória em sua bagagem de experiências pessoais. O descobridor só tem a vantagem de formulá-la de maneira que todos os demais possam reconhecê-la, como o faria um bom humorista ou um bom artista.

O entendimento atravessa três etapas: simplista, complexa e profundamente simples. Quando me aproximo pela primeira vez de alguma área de interesse, considero-a muito simples e muito óbvia, e não entendo por que as pessoas complicam tanto o que é fácil. Eu estava assim quando entrei em meu primeiro grupo de encontro.[38] Naqueles tempos, acreditava que um grupo de encontro consistia de um bando de pessoas sentadas em roda, expressando seus sentimentos. Eu não conseguia entender por que os membros do grupo gastavam tanto tempo tomando decisões. Foram necessárias três reuniões para decidir se eu entrava ou não no grupo. Manifestei exasperação: — Por que essa angústia por tanto tempo? É tão simples. Votem. Sim ou não!

Gradualmente, fui vendo que alguma coisa mais estava acontecendo no grupo, alguma coisa além da contagem dos votos. As pessoas estavam manifestando seus sentimentos. Este era um mundo ao qual eu nunca havia dado muita atenção. Comecei a ver o que realmente era um grupo de encontro e, em especial, o quão maravilhosamente complexo era.

Além de aprender a mecânica de grupos (eles geralmente consistiam de oito a trinta pessoas que normalmente ficavam sentadas em almofadões), discerni a sua dinâmica. Os membros do grupo estavam lá para aprender como se permitir assumir responsabilidade por suas próprias vidas e para aprender como podem ser pessoas honestas e conscientes de si mesmas, a fim de evitarem auto-enganos. À medida que ia observando, vi que estas finalidades eram alcançadas dizendo-se a verdade, prestando-se atenção ao corpo e aos sinais que dele emanavam, entrando em contato com os sentimentos e manifestando-os, relacionando-se de modo primário no aqui-agora, e arriscando comportamentos que os participantes consideravam difíceis. À medida que as pessoas iam fazendo essas coisas, vi que desbloqueavam sua energia e se permitiam fluir com mais liberdade na vida.

De repente ficou muito complicado entender o processo grupal. Muitos e muitos fatores precisavam ser levados em consideração, a fim de se compreender os fenômenos grupais: psicológicos, sociológicos, históricos, familiares. Meu entendimento do grupo passou de simplista para complexo. Gastei muitas horas explicando que deveríamos levar em conta todos os fatores, que deveríamos considerar todas as variáveis. O próximo estágio de compreensão retorna ao simples, mas num nível mais profundo. A ordem está logo abaixo da complexidade. Meu esforço para organizar os fenômenos grupais resultou na hipótese de que todos os comportamentos grupais podem ser compreendidos como variações de três necessidades interpessoais: inclusão, controle e afeição (vide pág. 103). O comportamento grupal foi considerado, novamente, simples.

Um poderoso exemplo da profunda simplicidade, aquele que me fez perceber esse conceito, está no trabalho de Bertrand Russell e de Alfred North Whitehead, datado de 1912, e intitulado *Principia Mathematica*.[39] Nesse livro, os autores consideram a enorme complexidade da Matemática e demonstram que poderia ser reduzida a cinco operações lógicas e simples. Lembro-me de ter reagido a seu trabalho com uma grande excitação, embora percebesse o quanto era inusitado sentir-me tão emocionado diante de um feito intelectual.

Alimentado pelo vigor da revolução freudiana, o campo do comportamento humano havia atravessado a fase de apreciação do complexo, estando então preparado para adentrar a fase da profunda simplicidade. Não estou presumindo que este livro mapeie por completo a fase da simplicidade profunda. Minha intenção é assinalar algumas direções para encontrarmos os elementos básicos.

UNIDADE DAS LEIS

Seria desarmônico que os princípios do comportamento grupal devessem ser diferentes dos que regem o comportamento individual, ou corporal, ou das instituições sociais e até das nações. Deus não joga dados com o Universo, foi o que pressupôs Einstein. Por que deveria a ciência ser tão complicada? Por que a terminologia científica deveria ser tão esotérica? Se uma coisa é verdadeira, não deveria ser simples o suficiente para ser compreendida por todos?

Para mim, as mesmas leis se aplicam para todos os níveis de organização social e biológica. As leis consistem das características dos elementos pertencentes àquele nível: átomo, célula, órgão, pessoa, casal, grupo, nação, planeta, sistema solar. As regras para combinar estes elementos também. Acima como abaixo.

O fato de os conceitos serem paralelos se constitui num poderoso instrumento para o entendimento da organização humana. Assim que alguma coisa está descoberta num determinado nível, pode ser aplicada em outros níveis.

Num pequeno experimento de grupo realizado há muitos anos, elaborei uma técnica para demonstrar o paralelo existente entre os fenômenos a nível individual e de grupo. Pedi a pessoas de um pequeno grupo que decidissem algo a respeito de uma questão importante em suas vidas: se deveriam ou não se casar, mudar de emprego, mudar de casa ou cidade, retornar aos estudos, ter filhos; coisas do gênero. Deveriam observar tanto o conteúdo de suas decisões quanto o grau de relativa nitidez ou confusão destas decisões. Depois pedi a cada pessoa que pensasse nas cinco ou seis pessoas que tivessem exercido a mais importante influência em suas vidas: pais, irmãos, professores, heróis da infância, amigos. Deveriam imaginar tais pessoas discutindo entre si a mesma questão.

Revelaram-se semelhanças espantosas, tanto a nível de conteúdo quanto de certeza das decisões, quando se compararam aquelas tomadas pelo grupo de introjetos com as tomadas pela pessoa sozinha. Todas as pessoas se comportam com base num grupo mentalmente constituído. A influência de uma síntese de pessoas introjetadas se insinua no comportamento de cada pessoa.

Suspeito que, daqui a algum tempo, descobriremos que outra razão para este paralelo é que existe consciência em todos os níveis de existência e que cada nível de organização funciona como um ser. A existência de mundos minúsculos e aparentemente independentes no interior de nossas mitocôndrias[41] indica essa possibilidade.

Minha crença pessoal e não-científica na consciência de todos os níveis foi imensamente intensificada por uma experiência psicodélica. Praticamente, eu era a única pessoa numa pequena ilha do Taiti. Eu tinha tomado MDA, um produto químico que acelera os sentidos e acentua a percepção do aqui-agora. Quando olhei para baixo e vi a areia, as pedras, os siris de praia, vi dentro de tudo isso pequenas figuras bastonadas me acenando como se me dissessem:

— Olá, você aí, que bom te ver, irmão. É, nós também estamos aqui.

— Era encantador e muito familiar; como uma experiência *déjà vu*, recordei-me de um período muito anterior de minha existência.

NATURALIDADE

A profunda simplicidade tem uma grande fé nos processos naturais: a simplicidade dos alimentos, o poder curativo do corpo, a evolução natural dos relacionamentos interpessoais. Suas respostas são buscadas na terra, no céu, nas árvores, nos animais, no organismo humano. Estas origens são simples. Deverão revelar soluções simples. Várias técnicas pró-potencial humano ilustram muito bem este princípio.

Na técnica de Feldenkrais, o corpo é levado a movimentar-se em sua velocidade natural, de modo que se consiga uma flexibilidade e uma coordenação espontâneas, sem muito esforço.

No jejum,[42] o corpo se cura, em seu ritmo natural, sem a necessidade de intervenções de fora.

Nos grupos de encontro, se forem conduzidos apropriadamente, as pessoas executam seu trabalho quando estão preparadas. Não há necessidade de forçar nada. Se alguma coisa não está acontecendo suavemente, isto quer dizer que a situação externa ainda não está pronta para dar suporte.

Na imaginação dirigida, a pessoa vai diretamente até a imagem pertinente e relevante ao seu problema mais imediato.

JEJUAR

Há cerca de cinco anos, li um livro de título modesto: *Fasting Can Save Your Life,** de Herbert Shelton.[42] Causou-me profunda impressão. Quatro anos depois, estava dirigindo quando um pensamento me cruzou a mente: — Está na hora de jejuar. Eu estava me sentindo pesado, preguiçoso e atrapalhado há dias, e um jejum nesse período parecia ser exatamente o necessário. Procurei o endereço de Shelton, vi que tinha uma escola de saúde em São Antonio, e fui até lá para jejuar, bebendo apenas água, durante trinta e quatro dias. A experiência excedeu de longe o jejum em si. Aprendi muito mais a respeito do fluir com a energia natural.

A escola de saúde era estruturada e funcionava de acordo com os princípios do grupo de Higiene Natural,[43] que já existia há cerca de cem anos. De sua filosofia, o que mais me atraía era a parte relacionada com a cura do corpo. Segundo a visão deste grupo, o corpo cura a si próprio. Agentes externos, como drogas, apenas suprimem os sintomas e fornecem ao corpo outra substância, praticamente inútil, que ele precisa enfrentar com mais dispêndio de energia.

Quando jejuo, alegam os participantes deste grupo, meu corpo se nutre de suas próprias reservas. Uma vez que seu movimento natural é no sentido da autopreservação, o corpo usa primeiro aquelas substâncias que menos necessita, ou seja, as toxinas, as inflamações,

68

os tumores, e o tecido gorduroso excedente onde está alojada grande parte das toxinas. A seguir o corpo se utiliza, na ordem, de músculos, ossos e tecidos nervosos. Felizmente, quando o corpo passa do nível de uso das toxinas e gordura para o uso do tecido muscular, quer dizer, quando o corpo está saindo do jejum para morrer de fome, ele envia um sinal inequívoco. Os sinais de remoção das toxinas, como odor corporal, mau hálito, urina com cheiro forte, língua esbranquiçada, desaparecem e aparece uma fome forte e "genuína". Neste momento é aconselhável comer, senão o jejum se torna um regime de inanição. Para cada pessoa, este ponto chega depois de um período variável de jejum, que em média dura quarenta dias.

A absoluta simplicidade e naturalidade desta filosofia exerceu sobre mim um forte impacto e obviamente se enquadrou exatamente dentro dos parâmetros da filosofia natural relativa a outros níveis de organização humana. Os grupos de encontro incentivam a naturalidade a nível interpessoal; Feldenkrais assume-a para o sistema nervoso; e o jejum utiliza o mesmo princípio para a fisiologia do corpo.

A crença em leis universais e simples depende da existência de uma unidade corpo/mente subjacente. Há ainda um nível que não foi incluído: o intrapsíquico, ou pessoal.

IMAGENS DIRIGIDAS

A crença em leis simples e universais depende da existência de uma unidade corpo/mente subjacente.

A entrada natural no mundo da compreensão do intrapsíquico, ou pessoa, acontece pela técnica denominada de criação dirigida de imagens.[13] Embora tenha sido elaborada num contexto psicoterapêutico, como a maioria das técnicas deste teor, tem uma aplicabilidade bem mais extensa.

Quando realizamos exercícios de imagens dirigidas, deixamos que uma imagem em particular venha à cabeça. Tradicionalmente, eu, como guia, dou-lhe o primeiro movimento com algum símbolo, como caverna, montanha, espada, ou álbum de fotografia. Depois você fala o que vê e eu o oriento através de alguma dificuldade que você possa encontrar. É uma técnica fantástica, capaz de produzir efeitos extraordinariamente fortes.

Depois de trabalhar com essa técnica por muitos anos, descobri que uso cada vez menos instruções iniciais, acabando por fim a instruir apenas: "Deixe uma imagem vir-lhe à cabeça". Percebi que, quanto menos estruturada a instrução, mais provavelmente a ima-

69

gem irá direto para o alvo da principal dificuldade psicológica. O corpo/mente sabe onde precisa ir, a fim de elaborar um problema, da mesma forma como o corpo sabe, com o jejum, do que se livrar. Em ambos os sentidos, é uma questão de remover uma interferência de origem externa, de modo que o próprio organismo tenha uma oportunidade máxima de fazer o que precisa para otimizar seu próprio ser. Isto tem um paralelo na definição do propósito da democracia apresentada por Reich (vide pág. 155): remover os obstáculos à autodeterminação.

ENSINO

Pais são professores. E também o são os terapeutas, os patrões, os sacerdotes, os médicos, os técnicos esportivos: qualquer pessoa numa posição de superioridade. Um bom professor cria condições para que os estudantes achem mais fácil encontrar seu caminho.

Há alguns meses visitei Bhagwan Shree Rajneesh em sua *Ashram* (escola) em Poona, Índia. Rajneesh me fascinou. Eu já tinha lido vários de seus escritos,[44] e eram trabalhos brilhantes. Muitos de meus amigos tinham ido até Poona e tinham se tornado *sannyasins* (discípulos) de Bhagwan. Eu queria saber o que era isso.

O *ashram* inteiro funcionava segundo princípios contrários aos que durante anos eu utilizara como guias. Para ser um *sannyasin* eu precisava me entregar, me render a Bhagwan. Tinha que aceitar tudo o que ele dizia, fazer tudo o que ele me pedia que fizesse, sem jamais questionar sua autoridade. Vilão! Onde fica o desenvolvimento de nosso ser que durante décadas eu vinha advogando? Como ousava essa postura fascista apoderar-se dos frutos do esforço humano de crescimento?

Quando cheguei no *ashram*, minha primeira impressão foi a de que estava em Shangri-Lá. As pessoas andavam de braços dados, cantavam, dançavam. Havia uma leveza ali que eu invejava e admirava. Quanto mais fui ficando, mais observava e conversava com os residentes; cada vez mais ouvia a palavra "canal". Todos ali eram um canal para Bhagwan. Cada pessoa era um condutor receptivo, por meio do qual Bhagwan falava. Os líderes da comunidade não sentiam responsabilidade alguma por seus atos como líderes. Eles simplesmente executavam os desejos de Rajneesh. A leveza parecia ser subseqüente à entrega da responsabilidade.

Saí de Poona com a cabeça tonta.[45] Tudo o que me fora ensinado tinha sido violado, mas pareciam existir grandes benefícios. Como é que poderia ser assim? Sem dúvida eu não tinha errado todo esse tempo.

Talvez Bhagwan esteja desenvolvendo, de modo muito poderoso, o lado *yin* da escolha. Entregar-se a Bhagwan, diziam, era simplesmente entregar-se a si mesmo. As partes críticas, preocupadas e ansiosas são entregues. Os *sannyasins* simplesmente se permitem fluir como o que é. Talvez Bhagwan estivesse demonstrando que, quando a pessoa está inteiramente aberta e receptiva, a escolha é óbvia. Essa idéia foi perturbadora e intrigante.

COMUNIDADE

Com algumas poucas e trágicas exceções, todos escolhemos viver em sociedade. Não fomos criados em isolamento. Adviemos de uma mãe e emergimos num planeta habitado. Grande parte de nossa gratificação deriva de nosso relacionamento com outras pessoas. Uma existência sem cooperação é extraordinariamente difícil e raramente alguém a busca.

Como as partes de nossos corpos, os vários elementos de um grupo social em geral trabalham em oposição uns aos outros. Quando os elementos de um sistema estão todos trabalhando no melhor limite de suas capacidades — quer dizer, quando estão funcionando no nível máximo de seu potencial, sem esforço — e quando todos os elementos estão sendo dirigidos, ou autodirigidos, com uma seqüência e um ritmo tais que o objetivo final vai sendo alcançado de modo impecável, o sistema está trabalhando no nível ótimo de sua capacidade. E nesse ponto irá seguir naturalmente seu caminho.

Aqui emerge um paradoxo, ilustrado pela China desde sua revolução. A filosofia chinesa é totalmente não-individualista. Tudo é feito "para a revolução", para o grupo ou comunidade dentro do qual cada membro é parte integrante. No entanto, relatos vindos da China observam com freqüência o curioso fenômeno de os chineses aparentemente terem autoconfiança e auto-aceitação num lugar em que o individualismo não é senão ignorado.

Talvez isso possa acontecer. Posso escolher viver sozinho, embrenhar-me na selva e me prover de alimentos e abrigo. Ou posso escolher viver com outras pessoas, de modo que possa comer sem gastar todo o meu tempo em busca de comida, ou dirigir um carro sem eu mesmo tê-lo feito, e também perceber o meu ser mais profundamente, através de interações com outras pessoas.

Com essa escolha, parte da concretização de meu potencial envolve o relacionamento de meu melhor ser com os das demais pessoas com quem entro em contato. A alegria vem não só de realizar todo o potencial que tenho em meu interior, mas também de concretizar o potencial de me tornar parte de um todo maior. Parte de minha alegria vem da realização e da coordenação de todos os elementos existentes em meu interior, e parte vem de me integrar num sistema maior.

O camponês chinês pode sentir alegria quando se relaciona bem com todos os demais elementos de um sistema, assim como os jogadores de um time geralmente sentem que a equipe está ganhando e isso é mais importante do que os pontos individuais. A finalidade de jogar num time é fazer aquilo que for necessário para o time atingir seu objetivo. A excelência individual é definida em termos de sua contribuição para essa finalidade. Por isso é que a meditação não leva ao amor, nem o amor a uma atuação pessoal ótima (embora um possa ajudar o outro, isto é, se você aprender como cooperar internamente, de modo que também possa saber como cooperar externamente, e vice-versa).

Talvez uma razão para explicar por que tantas pessoas não são mais felizes seja o fato de não estarem vinculadas a um grupo maior. Não têm um emprego regular, não são membros de uma organização e, neste sentido, seu potencial para se reunirem com outras pessoas não se desenvolveu. O que falta talvez não seja apenas um esforço contínuo, visando o desenvolvimento e a integração interna de si mesmas. Se não estão vivendo uma relação conjugal, nem se dedicam à sua profissão em tempo integral, não estão evoluindo como elementos de um sistema maior.

Também está fazendo falta a parte de si mesmas que as pessoas aprendem, relacionando-se com outras. Falta o seu entrosamento com outra pessoa, ou com um grupo, para alcançarem o entendimento de suas próprias integrações internas. Simplesmente, não sabem lidar com a mágoa, a negligência, a competição, o amor, o ciúme, a incompetência e outros sentimentos que surgem quando é mantido um relacionamento.

A comunidade oferece-se como uma fonte de alegria decorrente da integração com os outros. Envolve descobrir e escolher o caminho social.

YIN E *YANG* DA ESCOLHA

O princípio da escolha descreve a realidade segundo a qual eu estou no comando de minha vida. Eu a escolho por inteiro, sempre o fiz, sempre o farei.

Uma vez que, em última análise, o mundo é simples, existem caminhos no Universo, existe um fluxo natural que torna minhas escolhas simples e óbvias.

Descubro estes caminhos naturais quando estou aberto e receptivo, quando sinto o que está dentro de meu corpo e o que está fora. Quando você e eu admitirmos nossa responsabilidade pessoal, e à medida que nos abrirmos para os caminhos, fluiremos juntos. Nossos caminhos são harmoniosos e criamos então uma comunidade e uma sociedade alegres.

VERDADE

E saberás a verdade e a verdade tornar-te-á livre.
— *João* 8:32

O conceito de verdade é central virtualmente a todas as tentativas psicológicas e espirituais de descobrir o divino. A verdade me permite continuar minha evolução; permite-me saber o que está acontecendo, ver o que é.

Mentir é um peso, também literalmente. Quando minto, vinculo minha energia de uma maneira improdutiva e basicamente desagradável. Endureço meu corpo, contamino minhas relações com as pessoas, fico deprimido e ansioso. Estreito os limites de minhas experiências e, por fim, transformo minha vida numa coisa sem sabor.

A verdade realmente liberta a pessoa e, realmente, a honestidade é a melhor política. Há séculos que estamos defendendo estas verdades, mas a maioria não crê nelas um só instante. Atravessamos essa contradição inventando eufemismos para mentir com termos e expressões como: tato, diplomacia, mentirinhas inocentes, "negócio é negócio", "sejamos realistas". Construímos todo um cenário para nos encorajarmos a mentir. São as chamadas boas maneiras e a etiqueta, cujo lema é: "Aja do modo esperado, independente de quais sejam seus verdadeiros sentimentos". Chegamos mesmo a justificar a mentira com uma dose de exortação moral: "Não pise nos sentimentos das outras pessoas". Todas estas são palavras para dizer: "Mentir é a forma desejável de comunicação".

Romper com essa situação flui por duas vias. Na primeira, atualmente estamos percebendo que muitos dos antigos clichês estão absolutamente certos. A verdade efetivamente nos liberta, organizacional, interpessoal, pessoal e corporalmente. Em segundo lugar, temos agora os instrumentos e técnicas para descobrir a verdade (especifi-

75

camente: o *feedback* e a compreensão corporal) e para submeter a teste os frutos da honestidade, de modo a nos tornarmos mais conscientes. Agora podemos passar a pôr em prática estes instrumentos. Serei mais preciso quanto ao uso de meus termos. *Verdade* é o que é, quer a conheçamos, quer não. Minha verdade é o que é genuíno sobre mim, sobre minha experiência, o estado de cada célula, de cada átomo de meu corpo, de minhas recordações, meus pensamentos, meus sentimentos. O quanto me permito conhecer a respeito de minha própria verdade chamo de *percepção consciente* (awareness). Sinto receio de algumas coisas a respeito de minha pessoa, de outras sinto vergonha, ou ainda culpa. Pode ser que estas sejam as coisas das quais decido não tomar conhecimento.

Essa verdade de que escolho não tomar consciência tem sido chamada de meu inconsciente. Trazer para o nível de minha percepção consciente isso que me escapa é o objetivo de muitas técnicas dentro do campo do potencial humano e constitui o elemento central para uma vida com alegria.

Se escolho fazer um relato ao outro de algo que tenho uma percepção consciente, estou sendo *honesto*. Se escolho falar de algo que contraria minha consciência, estou mentindo. Se escolho não contar algo de que estou ciente, estou bloqueando.

Para poder comunicar a você minha verdade, preciso tanto ser consciente quanto honesto.

Ser honesto e não estar consciente é o que pode ser chamado de síndrome Gerald Ford (ou Eisenhower). Quando as pessoas são sinceramente honestas mas não se permitiram um nível elevado de autoconsciência, o que acontece, em geral, é o tédio. Estas pessoas não se mostram, não se colocam por inteiro.

Ser consciente e desonesto é a síndrome de Maquiavel. Essas pessoas estão cientes de sua verdade mas escolhem, deliberadamente, enganar os outros.

HONESTIDADE

Suponhamos que estou tendo um caso com a vizinha, mas não conto para minha esposa "para seu próprio bem" (razão praticamente sempre falsa). Quando vou chegando perto de casa, depois de uma volta fora da cidade, observo que meu corpo enrijece e que começo a me sentir mais pesado. Um ligeiro receio invade o campo de minha percepção consciente. "Preciso me lembrar onde lhe disse que estava indo... Será que pedi a Gus que confirmasse minha história?... Será que estou cheirando a perfume?"

Ela me cumprimenta carinhosamente à porta (por que é que ela precisa ser tão agradável!): — Olá, querido, como foi seu dia?

— Quantas vezes preciso lhe dizer que não quero ter que fazer relatórios a você de tudo o que faço! Para um casamento dar certo, as pessoas precisam ficar longe uma da outra, de vez em quando. O trabalho que o homem faz deveria ser separado de sua vida familiar. (Acho que acabo escrevendo um artigo a respeito!)

Depois de um jantar em que se pôde artisticamente falar sem dizer nada e de ter ficado avassaladoramente absorvido pelo jornal, vou para a sala descansar. Estou muito cansado, muito tenso e, o que é interessante, muito mais tenso do que quando não estou em casa.

— Hoje vai passar um ótimo programa na televisão, querido. Gostaria de assistir? É sobre adultério.

— Não! Ah... É, eu preferiria uma coisa mais leve. Tem jogo de futebol? Agora estou realmente muito cansado. Acho que vou para a cama cedo. (Estou realmente exausto. Talvez fique doente, gripado.)

— Os Ralstons perguntaram se não gostaríamos de visitá-los hoje à noite. Acho que estão com alguns problemas.

— Não.

E por aí vai. Quanto mais interajo, mais exausto fico. Meus músculos enrijecem, minha paciência se esgota, e nosso relacionamento fica muito desagradável. Se eu não perceber nitidamente o que está acontecendo, só tenho consciência de que meu casamento está ficando monótono. Jamais falaremos de novo, a respeito do que quer que seja. Evidentemente que não: eu não permito.

O que primariamente abandonei foi minha espontaneidade. Não me posso dar ao luxo de ser espontâneo porque talvez revele meu segredo. O preço que pago por desviar o curso de minha espontaneirade é mensurável pela perda de energia e pela deterioração de nosso relacionamento. Estou fisicamente exausto porque estou mentindo, deliberadamente ou como função de um bloqueio, e mentir exige uma enorme quantidade de energia física e mental. Isso fica evidente quando a turma me telefona mais tarde, na mesma noite, e então me percebo jogando boliche a todo vapor, até as duas da manhã.

Meu casamento se deteriora principalmente porque estou bloqueando e retendo uma grande parte de mim mesmo. Não só não comento coisa alguma a respeito de minhas atividades, como não me permito nem pesquisar minhas dificuldades no casamento, ou os sentimentos que estou nutrindo por minha esposa, e que uso para não me aproximar dela.

A desonestidade me retém, me bloqueia, detém meu fluxo, embota minha energia, me exaure.

A comunicação da verdade promove o enriquecimento interpessoal. Para realmente nos encontrarmos, para nos apresentarmos plenamente aos outros, e para termos relações humanas mais satisfatórias, devemos tanto perceber a nós mesmos, estar conscientes, quanto sermos honestos.

Isto certamente é verdade nos casamentos, em que a total abertura de um para o outro pode ensejar a aceitação dos cônjuges como realmente são, ao invés da aceitação da imagem que estão projetando. Muitas vezes levantam-se objeções a este conceito de honestidade. Se eu realmente disser a verdade a meu patrão, diz-se normalmente, serei despedido. "A verdade" quer dizer, no mais das vezes, acessos de raiva, xingamentos e ira, críticas.

Comumente, o problema não é que há um excesso de honestidade, mas sim que há escassez. A raiva e a crítica são, sem dúvida, sentimentos genuínos, mas, em geral, são reações a um sentimento anterior. O sentimento mais profundo poderá talvez ser: — Sinto-me magoado quando você não me dá importância. Ou: — Sinto-me deprimido porque acho que você não gosta de mim. Se *estes* sentimentos forem honestamente comunicados, é muito menos provável que se recorra a justificativas de ocasião.

Ainda tenho dificuldade (isto é, quero ter) para crer na honestidade, apesar do fato de eu "saber" que é isso que é certo (sei com a minha cabeça). Desde o início da aventura da construção da minha casa pareceu-me que eu "teria" que ser desonesto para obter uma significativa quantia do banco como empréstimo pessoal, a fim de poder fazer a construção. Depois de descobrir isto, comecei a esquematizar como ocultar do banco o pedido de empréstimo pessoal. Depois minha filha Laurie me recordou de todos os livros que eu havia escrito a respeito da verdade. — Sim, sim, mas isto é importante! — Ela, no entanto, venceu. Então conto ao banco a verdade inteira. Por quê? Porque sei que será melhor ser honesto. O pior que pode acontecer é não conseguir o dinheiro. E daí? Alguma outra coisa poderá acontecer. E, sem dúvida, sentir-me-ei melhor. (Deram-me o dinheiro.)

HIPOCRISIA E PRIVACIDADE

Nossa incapacidade para crermos em nossos próprios lemas provoca uma hipocrisia medonha, às vezes até a nível de política nacional.

Essa duplicidade chega a se tornar um exercício de arte nas esferas legais: — Sr. Porta-Voz, por que não nos disse que...?

— Ninguém me fez essa pergunta em particular.

Reter informações e omitir dados são modos sofisticados de mentir. Dentro do sistema legal, uma mentira não é realmente uma mentira, a menos que você possa *provar* que é.

Tentamos inculcar essa ética em nossos filhos desde a mais tenra idade. Levei meu filho Ethan para o parquinho quando ele estava com mais ou menos seis anos e vimos uma cena típica. Uma menininha estava sendo advertida pela mãe por ter jogado areia no rosto de uma amiga. — Agora vá até lá e peça desculpas — exigia a mãe. — Não, não vou — respondeu a menininha. — Não estou ligando para isso. Não gosto dela. A mãe insistiu num tom de voz mais alto. A filha concordou. Foi pisando duro até onde estava sua vítima e disse, forçadamente, que sentia muito, depois correu de volta. — Não, isso não foi muito bom — declarou a mãe. — Você tem que voltar lá e pedir desculpas, sentindo o que está dizendo.

Esta cena, infelizmente típica, ilustra a tentativa de impor seus valores culturais. — Minta — é o que estava sendo dito para a garotinha. — Não só minta, mas minta de tal jeito que as pessoas não percebam que você está mentindo.

Mentir decorre de uma indisposição para nos aceitarmos. Quando me sinto bobo, errado ou burro, minto para que as pessoas não saibam que sou bobo, que estou errado, que sou burro. Quando estou me sentindo inseguro, culpado, ou envergonhado, minto. Quando quero alguma coisa que a meu ver eu não deveria querer, ou quando antecipo que alguém me irá impedir de ter o que quero, minto. Quando me sinto incapaz de enfrentar as conseqüências da verdade, minto.

A validade destas declarações está apoiada na atual controvérsia sobre a privacidade. Os grupos que defendem os direitos civis, entre outros, fizeram um grande barulho em torno da importância da privacidade. Surpreendentemente, vejo-me, embora liberal ativista de longa data, não participante desta vez. Quando exijo privacidade é porque estou envergonhado. Cheguei até a começar a redação de um artigo — a forma de um psicólogo não ter que lidar pessoalmente com um problema — a respeito do direito à privacidade, até perceber que era pura besteira.

A solidão é maravilhosa. Adoro ficar só, muitas vezes. Privacidade, quer dizer, não querer que as pessoas saibam o que estou fazendo quando estou sozinho, é um disfarce. Quanto mais sinto-me bem comigo mesmo, e quanto mais aceito todas as formas de ser, menos importante se torna a privacidade. Se estou contente por me masturbar com as duas mãos, com o que faço longe de minha esposa, com as fantasias que tenho, com o modo como engano e roubo, ou com tudo que faço, então estou perfeitamente satisfeito de repartir tais coisas a meu respeito com outras pessoas. A propósito, prefiro que saibam, pois assim poderei ter um diálogo realmente humano. Não precisarei permanecer num nível superficial e hipócrita. O debate público a respeito da questão da privacidade parece estar fora de alvo. Deveríamos ter informações sobre as aventuras sexuais de John Kennedy? Será útil revelar os caprichos da CIA? Será justo expor os *Últimos Dias* de Nixon? Deveremos conhecer a vida particular de nossos heróis? Os juízes deveriam usar reprises de TV para ajudá-los a tomarem suas decisões? Os aspectos errôneos destes problemas foram evidenciados. A questão pública é ventilada em termos de os fatos deverem ser reprimidos ou ignorados: "Não lhe diz respeito"; "os juízes ficarão constrangidos". Quando tornadas públicas, muitas destas revelações eliciam comentários judiciosos por parte das autoridades governamentais: "Um Presidente não deveria agir assim" ou "O que vão pensar nossos filhos?" ou ainda "Eu não quero que meu filho saiba que Mickey Mantle bebia".

Revelar o que é verdadeiro permite-nos crescer. Sabemos mais sobre o mundo do que antes da revelação. A supressão de informações nos mantém à margem da expansividade pessoal e provoca doenças sociais, da mesma forma como as mentiras que uma pessoa conta são acompanhadas por uma enfermidade física.

O problema concreto é a hipocrisia da reação pública, e não a revelação em si. Os advogados da "ordem e bons costumes" que violam a lei, a "moralidade pública" cujos heróis têm amantes na folha de pagamentos do governo, os "vigilantes dos gastos públicos" que viajam longa e desnecessariamente com uma comitiva de quarenta pessoas, os alcoólatras que se estarrecem diante de usuários de maconha, estes comportamentos são a fonte dos problemas.

Grande parte dos rumores é verdadeira, como repetidamente o demonstram ao longo da história Woodward e Bernstein, Jack Anderson e outros investigadores.

Os rumores são muito interessantes porque grande parte deles é verdade. A sede do grande público pela verdade manifestou-se sempre através da extraordinária popularidade da fofoca. Contudo, a aprovação pública para se dizer o que é conveniente, e não o que é verdadeiro, relega a verdade a um modo subterrâneo de existência e operação, contribuindo, ao mesmo tempo, para a baixa credibilidade do rumor. Este é um paradoxo que o jornal *National Enquirer*, que veicula notícias infundadas, exemplifica a rigor: sua reputação é a pior possível e, no entanto, tem uma circulação de 17 milhões de exemplares.

VIVACIDADE

Se todas as questões sociais fossem conduzidas em termos de honestidade, diminuiriam os males sociais? Provavelmente.

Certamente ficariam mais limitados os atos de violência. A verdade é um substituto para a violência.

Suponhamos que estou numa guerra, sou baleado, vejo companheiros morrerem, testemunho atos de covardia e de bravura, cenas de gelar a espinha. Depois volto para casa e abro um posto de gasolina que durante vinte anos dirijo com sucesso. Sobre o que converso quando estou tomando uma cerveja com os rapazes? Falo a respeito daquela única fase de minha vida em que me senti realmente vivo, em que minhas emoções estavam em seu ponto máximo, em que meus sentidos estavam aguçados ao máximo, meus movimentos, os mais rápidos. Para o bem ou para o mal, eu estava dando tudo o que era capaz de mim.

Quando se fazem menções à guerra, reconheço seu mal e ergo a voz em defesa da paz mundial, mas, em alguma parte de meu ser, a forte necessidade de excitação detém meus anseios pacifistas. Meu conflito com respeito à guerra é justificado por conceitos tais como guerras "nobres", guerras que impedem nossa nação de ser enxovalhada, guerras religiosas, guerras nacionalistas, guerras por questão de princípios. O conflito se mostra nos domingos à tarde quando eu e Mean Joe Greene derrotamos o zagueiro adversário, quando declaro John Wayne, Clint Eastwood e Charles Bronson meus atores prediletos, quando considero bons certos filmes sobre assassinato e destruição de vidas (impróprios até 14 anos) e quando considero maus filmes sobre casos de amor e criação da vida (impróprios até 18 anos).

Por que minha vida como cidadão não é mais intensa? Porque minto. Porque todos mentem. Porque os apresentadores de programas de entrevistas na TV mentem quando dizem que todos os cantores que cantam em seu programa são maravilhosos e que todos os humoristas são excelentes. Porque os políticos mentem quando dizem que a conferência de cúpula será seguida por uma declaração conjunta, que já está redigida antes da conferência. Porque eu minto quando uso de diplomacia e tato e não "piso nos sentimentos dos outros". Porque minto a mim mesmo quando acho que os outros não ficarão magoados por não saberem da verdade. Porque os diplomatas me dizem o que eles querem que eu saiba, não o que é verdade. Porque a maior parte de minha comunicação está informando o que é conveniente dizer, está dizendo aquilo que irá fazer os outros continuarem gostando de mim, convidando-me, patrocinando minha loja, renovando meus contratos, pagando meu salário. Afinal de contas, devo ser realista e prático.

Ultimamente, tenho assistido a peças de teatro para ver que efeito uma honestidade total exerceria nelas. Estou quase concluindo que praticamente todas terminariam no primeiro ato, se dissessem a verdade. O enredo de quase todas as peças parece ser: O que acontecerá quando todos descobrirem a verdade? O que acontecerá quando Howard descobrir que você tem câncer; quando Blanche souber que você está amando a irmã dela; quando Charles souber que você não é seu verdadeiro pai; e quando Arthur for informado de que Guinevere ama Lancelote, e Philip descobrir que seu barbeiro trabalha para os russos?

Quando a verdade é ventilada, gera intensa excitação e desperta a vivacidade. A verdade é excitante. Betty Ford causou sensação a nível nacional quando, ao dizer a verdade sobre como reagiria às experiências sexuais de seus filhos ou ao uso de maconha. O público ficou pasmado. E também deliciado, enfurecido, excitado e desperto. Um personagem público dizendo a verdade. Algumas pessoas quiseram que ela concorresse à Presidência em lugar do marido.

Dizer a verdade faz saltar a rolha. A pessoa transborda. Mentir bloqueia o autoconhecimento e detém os contatos interpessoais. Mentir impede a pesquisa de nosso próprio ser. A cada segundo, o corpo envia milhares de sinais que ignoramos porque não queremos escutar a verdade. Em conseqüência disso, sentimo-nos embrutecidos e ficamos doentes.

Mentir me impede de saber quem você é. Você se torna outra pessoa que diz aquilo que uma pessoa deveria dizer e eu fico aborrecido. E você também.

Quando nós não mentimos, a vida se torna intensa e mais excitante do que a violência. As pessoas se desvendam em suas múltiplas camadas, sua profundidade é sondada. Conectamo-nos uns aos outros.

Há vários anos, estive no *Tonight Show* de Johnny Carson, para a divulgação de meu livro *Prazer*. Eu estava adorando ser uma celebridade e levar às massas o conhecimento das técnicas maravilhosas que havia organizado e criado. Tinha todo um arsenal de métodos novos, basicamente não-verbais.

Carson ficou curioso. Deu-me trinta minutos de seu programa para que eu pudesse mostrar como manifestar raiva, socando um colchão junto com Carson, Ed McMahon e os convidados. Johnny sentiu-se constrangido e eu o flagrei. Foi ótimo — aquilo que eu esperava que acontecesse. Depois tivemos mais três minutos e ele me perguntou o que mais eu fazia em grupos de encontro.

— Dizemos a verdade — respondi. Senti que a parte principal do programa tinha terminado e que agora só mataríamos mais um pouco de tempo e então iríamos para casa.

— E como é que você faria isso aqui?

— Bem — disse —, me pareceu que sua cantora deu muitas risadinhas hoje à noite e pensei que isso aborreceu você. Você piscou algumas vezes. Se isto fosse uma situação de grupo, eu o convidaria a dizer diretamente isso a ela, em vez de segurar essa vontade de se manter ainda mais longe dela.

Após algumas negativas, Carson admitiu que realmente tinha sentido uma ponta de aborrecimento, uma ou duas vezes. Atendendo à minha sugestão, ele disse isso diretamente à moça.

— Oh, estou tão contente por você ter-me dito isso — ela soltou. — Pensei que você estava mesmo se sentindo assim e estou contente por você estar me dizendo isso. — Assim, trocaram calor humano e o programa terminou num clima feliz.

Na manhã seguinte, nas ruas de Nova York, fui detido por pelo menos vinte pessoas que tinham visto o programa e, para meu grande espanto, todas elas fizeram comentários apenas sobre o episódio da verdade. Primeiro aquilo que me doeu. Ali tinha eu demonstrado todos os maravilhosos e novos métodos para os quais aparentemente ninguém estava ligando. A resposta que davam atingira o simples pilar do grupo de encontro: a honestidade. "Depois de assistir Johnny Carson por quatro anos, essa é a primeira vez que o vi ser verdadeiro", foi a tônica de seus comentários. Sentiram que finalmente estavam conhecendo aquela pessoa que há tantos anos "conheciam", e isto simplesmente porque ele foi honesto.

Foi então que comecei a dar-me conta da excitação da honestidade. As técnicas não-verbais estavam ótimas, mas o impacto de ver alguém dizendo a verdade sobrepujou tudo o mais. Com a verdade vêm a excitação e o entusiasmo de viver, e por isso a necessidade da violência para se sentir que está vivo tende a diminuir. Você me causa um sentimento de forte excitação quando sei como você é, quem vocé é, o que faz você ficar feliz. O submundo pessoal é a grande aventura, é o grande Graal a ser buscado. Mentir mascara-o e abafa a sonoridade de nossas vidas de modo que, como um disco que está parando de tocar, lentamente nos detemos, até que a ausência de vitalidade se instale e prevaleça.

CONSCIÊNCIA

A autoconsciência aumenta quando assumo o compromisso de olhar para dentro de mim mesmo. Aceitar o princípio da escolha significa que o poder de me conhecer está dentro de mim. Conhecer-me-ei melhor quando passar por situações que demandem toda a minha capacidade.

Também conhecer-me-ei melhor quando superar o medo de olhar

para mim, como verdadeiramente sou. Devo sacrificar as avaliações em nome das descobertas, independente do que venha a descobrir, independente do montante de energia que eu tenha devotado a esconder de mim partes que também sou eu. Deve tornar-me cada vez mais conhecido por mim mesmo, cada vez mais familiarizado com meu corpo.

Algumas técnicas para aumentar o nível de autoconsciência são orientadas por um guru, outras são auto-orientadas. As abordagens orientadas por gurus alegam que, se você seguir suas orientações, chegará à iluminação. As abordagens auto-orientadas criam condições destinadas a conduzir você à descoberta da própria força.

Uma diferença básica entre as abordagens auto-orientadas, como as de Feldenkrais, o jejum, o grupo de encontro, a criação dirigida de imagens, e as orientadas por um guru, como ioga, *rolfing*, medicina ocidental e modificação de comportamento, é a seguinte: as abordagens auto-orientadas valem-se do corpo/mente para saber o que é melhor para ele. Concentram-se na apresentação de alternativas e na intensificação da percepção consciente das diferenças entre as opções. As abordagens orientadas pelo guru treinam o corpo/mente de modo correto, conforme o que tiver decidido uma autoridade alheia.

A diferença entre ambas as abordagens fica bem ilustrada pelos aspectos físicos do treinamento de Arica e dos exercícios de Feldenkrais. Quando se faz um exercício segundo Arica, se por exemplo é para a pessoa ficar em pé, com pernas afastadas, o instrutor especifica a distância entre os pés como igual ao comprimento do antebraço. Se eu ficar numa postura diferente, o instrutor corrige. Estou certo se tiver lembrado de executar as instruções adequadamente. Em última análise, as instruções vêm de Oscar Ichazo, o guru de Arica.

Quando um exercício de Feldenkrais pede pés afastados, sou instruído a unir o máximo possível os pés e a concentrar minha atenção no conforto que sentir. Depois devo colocá-los bem longe um do outro e tomar consciência de quanto conforto estou sentindo nessa situação. E então devo continuar tentando novas aberturas até encontrar o ponto de maior conforto. "Correta" é a posição confortável. Sei o que está certo pela referência a mim mesmo e a minhas próprias sensações.

As técnicas orientadas pelo guru funcionam especialmente bem para pessoas que estão muito confusas e que querem se tornar mais disciplinadas. Vi muitas pessoas alcançarem um nível de organização muito melhor em suas vidas depois de seguirem as instruções de um guru. Algumas continuam sendo suas seguidoras enquanto outras, com o tempo, abandonam a orientação externa, depois de terem recebido o quanto precisavam. Se as pessoas continuam sendo seguidoras por tempo demais, suspeito que o guru esteja criando condições para as pessoas sentirem que é fácil serem seguidoras. Os melhores gurus não têm seguidores. Pelo menos, não os têm por muito tempo.

Para ser consistente com os princípios da descoberta de uma vida prazerosa, o professor de um método auto-orientado cria condições dentro das quais as pessoas escolham crescer. As técnicas que seguem o que é natural — os grupos de encontro, as imagens dirigidas, jejuar, Feldenkrais — são métodos auto-orientados.

Feldenkrais é muito claro a este respeito, em seus exercícios.[46] Suas instruções são as seguintes: experimente todos os movimentos e posições e conscientize-se de qual a sensação de seu corpo durante sua execução. O pressuposto deste autor é que o corpo irá naturalmente escolher o movimento mais eficiente em termos de energia, força, vigor e flexibilidade.

Na técnica de jejuar, o corpo/mente supostamente sabe como, e está perfeitamente equipado para se curar e escolher o alimento mais nutritivo e vital. Jejuar é um modo de aumentar a consciência corporal e de purificar o organismo, removendo o excesso de tecido gorduroso.

Na criação dirigida de imagens, o corpo/mente supostamente viaja, na fantasia, para aquelas partes do corpo onde existem problemas e os elimina por meio do mecanismo do devaneio, conduzido com o auxílio de um guia. Uma das tarefas do guia é incentivar o sujeito e permitir-lhe que, ao fantasiar, explore todas as possibilidades em seu devaneio. Se houver muitos aspectos assustadores, a pessoa prossegue até dominar tais aspectos e eliminar seu medo. Todas as opções são disponíveis, todas foram investigadas, todas podem ser utilizadas.

Como membro de um grupo de encontro, a pessoa é estimulada a experimentar todas as alternativas e a observar como se sente. Ao mesmo tempo, é incentivada a aprender a ler o próprio corpo e seus sinais, para que possa conhecer a verdade. Em vez de, por exemplo, ser-lhe dito que deverá permanecer casada, você é estimulada a dizer:— Quero continuar casada.— E depois: — Não quero ficar casada. — Então observará como se sente quando diz cada sentença: os sentimentos irão dizer o que é que você realmente quer fazer.

O corpo/mente escolhe. É o pivô. Os métodos auto-orientados assumem que o pivô da situação é a fonte última do conhecimento, o Deus interior.

Para ser funcional, o método auto-orientado exige que o corpo/mente tenha consciência de todas as suas alternativas, de qual a sensação de cada uma delas, e das diferenças entre elas. Exige que o corpo/mente esteja livre para experimentar cada opção, sem medo. Então o corpo/mente irá escolher as verdadeiras opções: aquela(s) que está(ão) mais de acordo com seu próprio ser. Para ajudar as pessoas a pesquisarem seu próprio potencial, estas técnicas concentram a atenção na exposição e na investigação das alternativas. Se a pessoa teme as conseqüências de uma dada opção, é geralmente muito proveitoso experienciá-la. Feldenkrais ensina a não ficar equilibrado sobre a própria cabeça, para que a pessoa saiba como ficar parada com os pés no ar. Primeiro você aprende como cair; depois você aprende a ficar desequilibrado. Sinta, experiencie, tome consciência. Depois entre em equilíbrio, de modo que não sinta mais nada disso. E aí está, você está equilibrado sobre a cabeça!

— Primeiro, faça todas as catástrofes — diz ele. Os medos de seu corpo impedem-no de ficar equilibrado sobre a cabeça. Experimente primeiro os receios; realize-os gradual e comodamente. Depois repita-os várias vezes, até perder o medo.

Sharon iria visitar a família nas férias. Seu medo do pai tinha sido sempre muito grande. Diante da perspectiva de vê-lo em companhia de seu filho, ficou doente. Num grupo de encontro, ela falou com um almofadão, representando o pai. Ela lhe contou seus temores. Disse-lhe todas as coisas que nunca tinha dito. Desempenhou esse papel. Chorou, suplicou, abraçou-o. Ao terminar, tinha vivido todas as catástrofes antecipadas.

Depois Sharon foi para casa e confrontou seu pai. O resultado foi espantoso. Foi fácil. Ele respondeu muito melhor do que ela havia imaginado. Ela estava muito forte, e os dois tornaram-se, afetivamente, mais fortemente ligados do que até então.

Experimentar as catástrofes antes do evento real é o caminho central para a superação dos temores. Faça-as acontecer, desenvolva-as, realize-as gradualmente, em seu próprio ritmo. Repita-as, exaustivamente, até não ter mais medo. Depois aja. Você terá vivido as alternativas que lhe impedem de prosseguir e, por meio deste método, tê-las-á eliminado sozinho.

A visão é outro exemplo da investigação de opções. Desde minha juventude, fui induzido a ver "corretamente". Corretamente queria dizer que era para eu ver tudo muito bem focalizado. De todas as posições possíveis para eu focalizar meus olhos, somente uma delas é considerada desejável. Se eu não usar essa posição para ver "apropriadamente", sou instado a comprar dispositivos artificiais, lentes de contato ou óculos, para focalizar com mais nitidez.

Na realidade, meus olhos são capazes de muitas graduações de visão "fora de foco". Vejo o mundo muito diferentemente quando meus olhos estão fora de foco. Vejo uma perspectiva maior e não tantos detalhes. Vejo auras em torno das pessoas e objetos, desde que meus olhos saiam de foco. As pessoas de inclinação mística sentem que estão captando um nível diverso de realidade quando seus olhos estão fora de foco. Obedecendo a noção de opções, desenvolvo minha capacidade de focalizar meus olhos segundo toda a graduação contínua de possibilidades, e investigo as características de cada nível de foco. A leitura exige um foco nítido. Dirigir um veículo pode ser feito com o máximo de perfeição com um foco visual descontraído, para que movimentos paralelos sejam prontamente percebidos. Apreciar poresdo-sol pode ser intensamente agradável com um alto nível de desfocalização.

L. L. Thurstone, renomado psicólogo, teve certa vez a idéia de criar um substituto para o teste de Rorschach. Ao invés de pedir às pessoas que dissessem o que viam num conjunto de manchas de tinta historicamente escolhido, Thurstone as fazia olhar uma gravura bastante fora de foco e pedia que dissessem o que viam. A seguir, numa graduação homogênea de dez etapas, ia aos poucos focalizando a imagem e pedindo uma descrição, depois de cada reajustamento. Essa técnica engenhosa também poderia ser usada para treinar as pessoas a focalizar suas opções e a observar as diferentes alternativas disponíveis.

A implicação destes fatos para o ensino é a seguinte: não ensine o corpo/mente a realizar uma tarefa específica. Ensine-o a descobrir como cada ponto de vista pode ser melhor usado e, a seguir, como cada combinação pode ser melhor usada.

SAÚDE E ENFERMIDADE

Com a consciência vem o controle do corpo. A enfermidade e os machucados podem ser evitados. Se estou consciente de uma parte de meu corpo, posso controlá-la. Sou capaz de colocá-la em qualquer estado que desejar. No *biofeedback*, a consciência de músculos isolados é desenvolvida a tal ponto que a pessoa pode contrair ou relaxar esse músculo, de acordo com sua vontade. O ritmo cardíaco pode ser modificado, a digestão acelerada, e a dor reduzida por meio da tomada de consciência corporal.

Os atletas se machucam naquelas partes de seu corpo que ficaram fora de sua conscientização. Se eu machuco meu ombro, minha tendência é retirar minha atenção desse ombro. Dói e eu não quero sentir dor. Se me dizem que mexer os quadris ou revirar os olhos é "feio", retiro minha consciência dessas partes de meu corpo; dissocio-me delas. Se me baterem muito na mão por conta de coisas erradas que fiz, ajo como se não fosse minha mão e sinto dificuldade para senti-la. Se todo meu corpo foi criticado como mau, lascivo, violento, posso afastar minha sensibilidade dele e me amortecer do pescoço para baixo.

Quando faço essas coisas, estou em guerra comigo mesmo. Minha atitude com respeito às partes rejeitadas é querer puni-las, ou deixar que se incumbam de si mesmas, sem minha assistência. Meu corpo pode comer o que quiser, exercitar-se, fazer o que for, e eu não me envolvo. Minha mão precisa ser punida, de modo que "acidentalmente" eu a martelarei, prenderei na porta que bato, ou torcerei um dedo jogando bola, ou a esmagarei contra uma parede. Não me deixo saber o que estas partes de mim estão sentindo, seja conforto ou dor, se estão contraídas ou descontraídas, quentes ou frias, saudáveis ou adoentadas.

Em conseqüência disso, quando substâncias potencialmente tóxicas entram nessas partes esquecidas, não escolho combatê-las e partes de meu corpo adoecem. Ou não escolho resistir a uma situação potencialmente causadora de danos. As partes de meu corpo que ficam doentes ou machucadas são aquelas que ficaram fora do campo de minha percepção consciente ou, em outros termos, aquelas que, conscientemente, escolhi adoentar ou machucar.

Um amigo radiologista disse que sua profissão tem um segredo muito bem guardado. Muitos tumores removidos de pacientes parecem pessoas pequenas. De uma maneira fabulosa, é como se os aposentos vazios do paciente, os que não foram ocupados por sua consciência, tivessem sido habitados por novos inquilinos.

Qualquer tensão muscular, qualquer irritação, inflamação ou outra enfermidade é resultante de um conflito do qual não me estou deixando tomar consciência. Se escolho não estar consciente do conflito, então meu corpo é obrigado a "corporificar" o conflito. Se me permito uma completa consciência de mim mesmo, escolho não estar doente.

Toda enfermidade é psicossomática, no sentido de eu a escolher em resposta à minha situação presente de vida. Já se aprendeu muito sobre isso através das pesquisas psicossomáticas da última metade de século. Apresentarei aqui um paradigma simples para entender os princípios que fundamentam a dinâmica psicossomática, bem como alguns exemplos.

Não só a enfermidade é o resultado de um conflito fora do campo da consciência, como a moléstia que escolho decorre, logicamente, de meu estilo de vida*. A chave para o entendimento da especificida-

---

* Vale a pena conferir *A Medicina da Pessoa* de Danilo Perestello. (N.T.).

de da enfermidade está nos livros infantis sobre o corpo. Cada parte do corpo é descrita em termos coloquiais, como se o corpo fosse uma comunidade na qual cada órgão e sistema tem uma função específica. A circulação é o sistema de transporte, a comunicação é efetuada pelo sistema nervoso, a excreção é o sistema de tratamento do lixo, e assim por diante. Assumindo literalmente essa descrição e pressupondo que exista um paralelo entre as vidas intrapsíquica, interpessoal e fisiológica da pessoa, teremos a chave para entender a escolha das doenças.

Com a finalidade de investigar o significado das enfermidades em suas vidas, venho sendo solicitado por várias pessoas que sofreram de hepatite a comentar a respeito. A hepatite é uma inflamação do fígado. O fígado é um órgão de assimilação. Processa e armazena nutrientes e detritos (uréia). Em outras palavras, sua tarefa é usar as substâncias nutritivas ao corpo e ajudar na eliminação daquelas que não são úteis ou mesmo potencialmente prejudiciais. Assumindo literalmente essa função, presumo que se tenho hepatite, estou com dificuldade, em minha vida, para usar as coisas que me são positivas e para me livrar daquelas que são tóxicas e não tenho também consciência de estar passando por essa dificuldade. Uma vez que não estou enfrentando o conflito com minha capacidade de tomar consciência, meu corpo deve cuidar disso.

Os pacientes com hepatite com os quais entrei em contato disseram, todos, que estavam atravessando um período de transição na época em que contraíram a doença. Algumas destas pessoas estavam mudando, outras estavam trocando de emprego, outras estavam em processo de divórcio. As dificuldades de saber se estavam ou não tomando a decisão acertada, de se adaptarem a novas situações, eram o foco central de suas vidas e, segundo suas declarações, não estavam recebendo muita atenção. A dificuldade de escolher as partes de suas vidas que eram produtivas e de eliminar as tóxicas encontra um paralelo com problemas de funcionamento a nível hepático.

Leucemia significa que o corpo produz uma grande quantidade excedente de células brancas, defensoras dos ataques de doenças, e poucas células vermelhas, transportadoras de nutrientes corporais. O paciente com leucemia está, literalmente, defendendo-se demais. Ele geralmente tem uma sensação forte de vulnerabilidade e ausência de defesas. Aparentemente, a produção de defesas excessivas pelo corpo é uma tentativa de compensar a sensação de ter pouquíssimas defesas.

Numa escala maior, há uma leucemia nacional. Considerando-se a receita nacional dos EUA, 60% vai para defesa (células brancas), do que resulta que muitas de nossas atividades internas (células vermelhas), como mercado de trabalho e empregos, ou habitação, sofrem de subnutrição, quer dizer, não recebem subsídios suficientes.

Um dos dados mais consistentes da literatura psicossomática é que as pessoas com hipertireoidismo tendem a ser dependentes. O hormônio da tireóide, a tiroxina, controla o ritmo metabólico, o crescimento e a maturação. Se me sinto dependente e quero ser mais maduro, e não tenho consciência deste conflito, posso compensar minha sensação produzindo um excesso de hormônio de maturação, da mesma forma como os pacientes de leucemia compensam a sensação de ausência de defesas, produzindo um excesso de defensores. Estes são apenas alguns exemplos. A literatura psicossomática é extensa, e várias doenças foram descritas em termos semelhantes.[47] Estou sugerindo neste momento que existe um modo simples de entender as enfermidades. A enfermidade decorre de um conflito fora do campo da consciência. Expressa-se naquela parte do corpo que corresponde literalmente ao conflito. A enfermidade pode expressar o conflito, como no caso da hepatite, e ainda compensar sentimentos inadequados, conforme ocorre na leucemia, e no hipertireoidismo. Na seção sobre Dimensões Básicas (vide pág. 114), apresento um referencial mais preciso para o entendimento da escolha das moléstias específicas.

A enfermidade faz parte do estilo de vida. Observei muitos casos em que moléstias graves praticamente não provocaram mudanças no estilo de vida. Por ser uma pessoa muito cautelosa, Rachel nunca se exercitou muito fisicamente, mas usava sua sagacidade aguçada e amarga para exercícios de sarcasmo. Planejava com grande antecedência todas as atividades e se aborrecia consideravelmente quando seus planos tinham que ser modificados. Aconselhava os filhos a dormirem bastante e a correrem o mínimo de riscos. Fazia grande alarde do que considerava os eventos mais importantes em sua vida, como falar aos filhos sobre as doenças dos adultos, agindo com dramática gravidade, pois pressupunha que as crianças eram muito frágeis e que só podiam enfrentar tais problemas com muito apoio. Sua vida era essencialmente sedentária e doméstica. Sofria em silêncio. ("Ora, não se incomode comigo".)

Mais tarde, Rachel teve câncer do sistema linfático. Foi operada e removeram seu baço. Depois de recuperada, seu estilo de vida continuou caracterizado pela cautela, pela ausência de riscos e pelo cuidadoso planejamento de tudo, porque ela tinha câncer. Em outras palavras, seu estilo anterior de vida mudou pouquíssimo. Estivera vivendo como se sempre tivesse tido câncer e quando realmente apareceu essa doença, nada mudou. Seu estilo de vida tinha-a preparado para viver como uma paciente de câncer.

90

COMPLETAMENTO

> Pensar e querer sem agir, quando se está apto a agir, é como a chama encerrada numa campânula: se extingue; ou como a semente semeada em areia, que não cresce, e perece consigo seu poder de germinação...
>
> — *Emanuel Swedenborg*

De que modo impeço meu corpo/mente de desabrochar naturalmente? De que modo concretizo em minha vida os princípios de verdade e escolha? Quais são as conseqüências da falta de consciência, de honestidade e de responsabilidade?

O Princípio do Completamento descreve os mecanismos da maturação e o desenvolvimento de problemas do corpo/mente.

CICLOS DE ENERGIA

O comportamento humano pode ser percebido como uma série de ciclos de energia. Um ciclo começa com algum tipo de desequilíbrio — incômodo, desejo, ansiedade, espanto —, com alguma coisa que serve para me *motivar* a mudar meu estado, para que eu possa satisfazer esse desequilíbrio, tanto pela redução do incômodo ou ansiedade, quanto pela satisfação do desejo ou espanto. Mobilizo, nessa oportunidade, determinados recursos para reduzir o desequilíbrio. *Preparo-me* para fazer alguma coisa pensando, planejando e preparando meu corpo para alguma forma de movimento. A descarga é o próximo passo, expressando num ato o comportamento para o qual me preparei. A ação conduz a um reequilíbrio, ou *sentimento*, determinado pelo grau de proximidade que a ação pôde obter em relação à satisfação do desequilíbrio motivador.

Em termos das funções do sistema nervoso, este ciclo é: perceber, pensar, mover-se, sentir. Outros autores têm apresentado esquemas parecidos para questões de Sociologia, Fisiologia e método científico.[48] Completar os ciclos de energia resulta em aprendizagem e maturação. Estou vivendo constantemente a passagem por estes ciclos. Isto é o que constitui a experiência.

As dificuldades começam quando os ciclos de energia não são completados. Os bloqueios ocorrem a cada ponto possível do ciclo e interferem em todos os níveis do ser: interpessoal, intrapsíquico e físico. Posso bloquear cada fase do ciclo de energia (1) negando, ou (2) deixando que aconteça e depois distorcendo-o.

MOTIVAÇÃO

O ciclo de energia começa com qualquer coisa que se insinue pelo meu sistema nervoso, tanto vindo de fora quanto de dentro de minha pele: sinto coceira, quero sexo, estou entediado, quero aprender, sinto-me deprimido. Experimento meu desequilíbrio. Se for agradável, simplesmente mantenho a experiência em andamento. Se percebo que seria mais agradável se estivesse novamente equilibrado, posso passar à modificação de meu estado.

Bloqueio a mim mesmo, impedindo-me de completar o ciclo de energia, negando ou distorcendo a experiência de ser motivado.

Negar o desequilíbrio é algo que se faz por meio de um processo de auto-engano. Escolho não admitir que me sinto desequilibrado. Reprimo os sentimentos. Embruteço meus sentidos para não ver as coisas claramente, nem para ouvir, sentir o cheiro, ou perceber, pelo tato, algo de modo distinto. Amorteço meus sentidos e nego que exista algum desequilíbrio, qualquer problema em minha vida. "Está tudo bem." Posso até mesmo assumir uma postura condescendente a respeito de meu estado. "Não entendo por que as pessoas precisam de psicoterapia. Não tenho problemas. Se os tivesse, sairia para dar uma volta a pé e tudo voltaria aos eixos."

A *distorção* implica não ver claramente o que está se passando. "Não me sinto bem, mas sem dúvida foi alguma coisa que eu comi." Às vezes admito o desequilíbrio e escolho não identificá-lo. "Tem alguma coisa errada, mas não sei o que é."

Se bloqueios neste estágio tornam-se meu comportamento típico, meu corpo fica embrutecido, fora de contato, vulnerável a enfermidades e a lesões, pois não tenho consciência de minhas sensações corporais.

Bloqueio da Motivação
Psicológico: Não estou ciente.
Sistema Nervoso: Não terei sensações.
Corpo: Esquecido.

Preparação

Se dou permissão ao ciclo de energia para que continue, após a identificação do desequilíbrio, preparo-me para iniciar ações que desencadeiem o reequilíbrio. Penso no que fazer e meu cérebro envia um padrão de impulsos para meus músculos, a fim de prepará-los para uma determinada seqüência de movimentos.

Negar a fase de preparação assume a forma de não me deixar saber, ou não deixar que os outros saibam que estou planejando algo. "Quem, eu? Mas eu nunca seria capaz de pensar em fazer uma coisa dessas. Que espécie de pessoa você pensa que eu sou?" Às vezes alguém observa que estou com o punho cerrado e, ao mesmo tempo, nego que estou com raiva de outra pessoa. Neguei minha preparação.

A *distorção* da preparação é bem ilustrada pelos filmes de W. C. Fields, quando ele ergue a mão para dar um tapa no filho, vê a mulher, e age como se estivesse ajeitando o chapéu. Às vezes distorço minha intenção para mim mesmo, acreditando, por exemplo, que estou efetivamente planejando guardar um segredo de você, "para seu próprio bem", quando, na realidade, estou fazendo isso para poder me vingar.

Meu corpo nunca se prepara para o movimento. Os músculos não se exercitam e não têm tônus.

Tanto a negação quanto a distorção detêm o ciclo de energia, antes que a preparação se complete.

Bloqueio na Preparação
Psicológico: Estou indeciso.
Sistema Nervoso: Não pensarei.
Corpo: Sem tônus.

Ação

Se me permito tomar consciência de meu desequilíbrio e se me preparo então para agir, o próximo passo é agir, descarregar a energia que mobilizei. Faço algo, uso meu sistema muscular, incluindo minhas cordas vocais, para me manter em movimento até encontrar um novo equilíbrio.

Negar a ação inclui declarações do tipo: "Eu não disse isso" "Sem dúvida eu não fiz uma coisa dessas". Com a introdução das gravações em fita, as pessoas em geral ficam muito espantadas quando descobrem que realmente disseram ou fizeram algo que tinham bloqueado completamente fora de seu campo de consciência. Posso deliberadamente negar algo que saiba ter feito, ou posso me enganar, acreditando que não o fiz. Um dos mais conhecidos atos de negação de condutas é a famosa afirmação: "Não sou vigarista".

A *distorção* da conduta assume a forma de reinterpretação ou de anulação de um ato prévio. Recentemente, fiz um acordo com uma pessoa para que fizesse um *workshop* para mim. Ele produziria o trabalho, eu o faria e nós dividiríamos o lucro em duas partes. Quando foi chegando a época do *workshop*, comecei a pensar que tinha feito um mau acordo e que eu deveria ganhar uma porcentagem maior. Decidi telefonar-lhe para deixar claro que ele deveria cobrir, com sua parte, as despesas que existissem. Um amigo a quem contei esse plano questionou-me quanto à minha atitude. Depois de lhe apresentar uma justificativa detalhada, lógica e irritada de minha postura, acalmei-me e entrei em sintonia com o que estava efetivamente acontecendo.

Eu havia feito um acordo que estava lamentando. Sentia-me um otário, como se tivesse sido estúpido de entrar nesse negócio. Ao distorcer o que tinha acontecido, por meio de uma argumentação insuportavelmente judiciosa, eu estava tentando desfazer minha estupidez e agir como se o acordo não tivesse sido feito. Na verdade, minha atitude era legalmente defensável porque nós não tínhamos assinado explicitamente as notas de despesas. No entanto, eu sabia que na ocasião em que havíamos feito o acordo, estava implícito que iríamos repartir as despesas. Esse era o acordo padrão e eu estava tentando negá-lo. Não dei o telefonema.

Se estou caraterísticamente em conflito quanto à minha ação, a energia de meu corpo não é descarregada. Sinto-me irritado e impaciente. Bloqueio meu corpo imediatamente, antes de iniciar a ação. Uma vez que a maioria dos movimentos é feita com braços e pernas, crio tensão nos ombros e braços, e nas coxas.

Bloqueio da Ação
Psicológico: Estou empacado.
Sistema Nervoso: Não me moverei.
Corpo: Bloqueado.

Sentimento

O completamento bem-sucedido de um ciclo de energia inclui

a motivação, a preparação, a ação e os sentimentos de plenitude que decorrem de uma ação concluída. Se o ato foi bem-sucedido, o novo equilíbrio do corpo/mente causa satisfação e não exigirá mais atenção futuramente. Caso contrário, inicia-se um novo ciclo de energia, com um novo plano de preparação, geralmente com melhores chances de êxito, porque pode se valer das experiências do último ciclo. *Negar* o sentimento impede uma vivência plena. Se tenho dificuldades a nível de afeto, posso ignorar um elogio ou fazer uma piada, quando alguém me cumprimenta por algo. Às vezes, quando sou cumprimentado depois de uma palestra, agradeço muito sobriamente a pessoa. Preciso me lembrar de que não faz mal sorrir. Percebo que estou tentando energicamente não exprimir e nem mesmo sentir prazer. Dentro de mim, entretanto, existe um meninino pulando de satisfação, batendo palmas e dizendo: "Legal! Mais!"

Posso negar o sentimento do sucesso de uma conduta, ou posso negar o sentimento de fracasso de um ato. Há muitos anos, eu estava tentando descobrir (motivação) por que romper a relação com minha namorada de faculdade me fazia sentir tão horrorosamente mal. Quanto mais investigava isto com amigos, mais descobria que a razão pela qual sentia-me deprimido era que eu estava com medo de que meus amigos fizessem pouco caso de mim (preparação). Verifiquei diretamente com eles essa possibilidade (ação) e descobri que eles não faziam pouco caso de mim. Senti-me contente. No dia seguinte, porém, acordei me sentindo péssimo e percebi que tinha negado meu sentimento real, que não era, de forma alguma, de contentamento, mas, antes, de nada ter mudado (sentimento).

A *distorção* de um sentimento causa dificuldades também. Don era um rapaz de vinte e um anos que adorava o pai e sentia que este o respeitava muito, e que também o amava muito. Conforme fomos investigando mais esse relacionamento, surgiu que ele só via o pai duas vezes por mês ("O que está ótimo"), que ele não confiava no pai ("Tenho outros amigos para isso"), que seu pai não dava a menor importância para saber de seus assuntos pessoais ("Mas ele não me critica") e que, se ele fosse pai, gostaria de ter conversas sobre assuntos pessoais com seu filho ("É verdade, gostaria mesmo").

O que tinha começado como uma descrição de um "assunto secundário" acabou se revelando como um problema importante, à medida que Don foi se permitindo experimentar seus verdadeiros sentimentos a respeito dessa relação. Aparentemente, ele havia bloqueado seus sentimentos por todas as outras pessoas, negando que tivesse problemas importantes, a fim de não vivenciar seu desapontamento e sua tristeza por não se perceber mais amado. Se ele se permitisse sentir plenamente, ele teria que confrontar sua tristeza. Em resultado disso, Don ia passando pela vida sem maiores atribulações, mas, discretamente e na surdina, sentia-se muito pequeno. Foi a falta de sentimentos e de vivacidade que o incomodou e funcionou como motivação para investigar e descobrir o preço que estava pagando por sua falta de conscientização.

A nível corporal, a recusa de experimentar plenamente os sentimentos provoca a manutenção de uma musculatura tensa e rígida. Os sentimentos exigem relaxamento muscular.

Os músculos flexores, os quais fecham os ângulos das articulações, são usados para a realização de atos e para movimentos de defesa. Fecham o corpo. Os extensores, os músculos que abrem as articulações, são os músculos "da alegria". Quando um jogador de rúgbi está correndo pelo campo para marcar um tento, geralmente está recurvado, e usa todos os flexores para conseguir seu objetivo. Depois de atravessar a linha do gol, ele celebra atirando os braços ao ar e usando os extensores para manifestar sua alegria.

As pessoas que não se permitem relaxar e festejar seus sucessos, tendem a ter corpo rígido e uma sensação de vazio, depois de alcançarem suas metas. Os suicídios de pessoas "bem-sucedidas" geralmente resultam deste tipo de bloqueio.

Bloqueio na Sensação
Psicológico: Não sou sensível.
Sistema Nervoso: Não vou sentir.
Corpo: Encouraçado.

PROBLEMAS CORPO MENTAIS

Existem dois tipos de problemas emocionais: as negações (experiências inconclusas) e as distorções (mentiras). Os dois decorrem de ciclos de energia bloqueados ou incompletos. A experiência suprimida jamais desaparece. Nem sequer fica mais apagada. É simplesmente empurrada para o fundo do corpo e lá é guardada por meio de uma aberração física, em geral uma tensão muscular.

Por muitos anos, a vida de Mary tinha ficado adormecida e suas atitudes sexuais, bem como seus sentimentos pelos filhos, estavam repletos de medo e culpa. Pedi-lhe que fechasse os olhos e deixasse uma imagem ocorrer à sua mente.[13] Imediatamente, viu um acontecimento do qual havia negado todos os sentimentos: um aborto que fizera vinte anos antes. O ciclo de energia deste aborto tinha sido bloqueado entre as fases de ação e de sentimento. A nível de fanta-

96

sia, reviveu a experiência, mas desta vez permitiu-se sentir o terror, o medo, a vergonha, a culpa, a excitação e outros sentimentos que havia suprimido com tanto êxito até então. Chorou, gritou, soluçou, lamentou-se. Quando terminou, sentia-se rejuvenescida e grandemente aliviada. Estava agora em condições de lidar com a sexualidade e com seus filhos de um modo mais realista. O ciclo de energia do aborto estava concluído e não se encontrava mais emperrado em seu íntimo.

Lil estava participando já pela sexta vez de um grupo com a expressa finalidade de lidar com a questão de seu pai morto. Acabara se tornando uma participante especialista em grupos de encontro. Sabia como trabalhar para limpar sua relação com o pai. "Se minha mãe tivesse simplesmente consentido que eu fosse ao funeral... Eu tinha só cinco anos. Eu não entendia. Ela falava com o pai, batia no travesseiro que o representava, abraçava-o, fazia-lhe pedidos, chorava por ele, tudo no melhor estilo gestáltico, psicodramático e bioenergético. Daí se sentia bem... por poucos minutos.

Pedi-lhe que considerasse a possibilidade de que sua incapacidade de resolver a questão do pai fosse, depois de tantas tentativas, devida a uma mentira. Ela concordou. "Por favor, considere a possibilidade de você não ter querido ir ao funeral. Foi sua escolha, não de sua mãe. Lil olhou para o alto com aquela expressão de quem foi flagrada e sua farsa desvendada. Embora ela não estivesse ciente de ter armado a trama, estava agora percebendo que tinha sido um jogo, depois de ter sido comentado. Lembrou-se de ter estruturado a situação para que sua mãe não a deixasse ir ao enterro. Ela realmente não queria ir. Depois de ter percebido isso, Lil deu um profundo e audível suspiro de alívio, agarrou o travesseiro que representava seu pai e lhe disse: "Até logo, foi legal conhecer você". Deu-lhe um abraço, colocou-o de lado, e voltou ao grupo. A distorção da fase de ação tinha sido corrigida e agora ela havia conseguido completar o ciclo. A questão nunca mais foi mencionada.

Estes problemas são como as dificuldades num jogo de palavras cruzadas.

O problema de Mary era que, com sua negação, ela não havia se permitido vivenciar completamente seus sentimentos na ocasião do aborto. Isto é o equivalente a não saber qual a definição para as palavras cruzadas. Trata-se de uma experiência incompleta. Uma vez que ela não queria enfrentar o aborto, sua vida sexual permanecia incompleta.

A dificuldade de Lil era equivalente a escrever a palavra errada no jogo. Sua mentira exigia distorções e a manutenção de antigas interpretações e eventos subseqüentes para que estes pudessem ser consistentes com a mentira, assim como a colocação de uma palavra errada no jogo das palavras cruzadas exigia exóticas manobras para o encaixe de muitas outras.

Também as nações têm enfermidades quando as mentiras predominam em sua história. Os eventos concomitantes e subseqüentes devem ser distorcidamente interpretados para que racionalizem a mentira. O efeito causado na nação americana pelas revelações de Watergate, da CIA, do FBI, constitui um exemplo excelente do quanto pode melhorar emocionalmente um povo após a correção de mentiras. A natureza desconcertante de declarações federais incompreensivelmente contraditórias, atitudes inexplicáveis de nações como o Chile, e o comportamento extremamente "paranóico" dos revolucionários dos anos 60 podem ser melhor entendidos depois que a verdade é revelada.

Suspeito que o interesse inesgotável pelo assassinato de John F. Kennedy seja devido ao fato de a interpretação oficial do acontecimento (Comissão Warren) ser uma mentira. O fato de tantos mal-entendidos em torno do evento desafiarem a lógica sustenta vivo o problema, da mesma forma como o pai de Lil continuava vivo para ela. Nossos conhecimentos de história, de balística, de coincidências, de conspiração, de poder, de presidentes, não serão muito úteis, se aceitarmos os dados da Comissão Warren, e por isso continuamos vasculhando na tentativa de encontrar a explicação que nos alivie de sentimentos incômodos e nos restitua a lógica a esta ampla diversidade de eventos inexplicados.

COMPLETAMENTO DE CICLOS

Muitas vezes comporto-me de algumas maneiras que me mistificam. Por que fico doente? Por que estrago relacionamentos quando estão se tornando íntimos? Por que fico com ciúme quando sinto tanta mágoa? Para mim é difícil entender por que escolho agir de modos dolorosos e ineficazes. Os ciclos de energia ajudam a esclarecer o mistério.

Nestes casos, estou escolhendo um curso de ação e não estou me permitindo tomar conhecimento do mesmo. Escolho-o porque estou tentando completar um ciclo de energia que nunca concluí. A tensão decorrente do desequilíbrio continua a me impelir à ação. Na psicanálise, o conceito de transferência descreve um fenômeno semelhante. Trato minha esposa de um modo horrível porque estou tentando resolver meus problemas inconclusos com minha mãe.

Martina era tímida e retraída e não queria ser assim. Seu ombro esquerdo ficava sempre muito erguido, e os antebraços era finos e pálidos, parecendo destituídos de energia. Ela não queria que seus ombros e braços ficassem neste estado e não conseguia entender por que escolhera colocá-los assim. Após uma sessão de *rolfing* e de fantasia,[49] o ciclo de energia inconcluso responsável por esta postura e por suas condutas começou a emergir. A seguir transcrevo o relato de Martina sobre suas experiências:

No início da semana (no *workshop*)... Henry me mandou tomar no cu. Senti-me totalmente rejeitada por todos, péssima. Afastei-me do grupo e estava brincando de sentir muita pena de mim, de "quero que alguém sinta pena e me ponha no colo". Não veio ninguém e continuei me sentindo rejeitada. Frank e Tom disseram que não gostavam de mim e isso doeu. Senti que Don estava perdendo seu interesse por mim, e estava magoada.

Ontem à tarde, estava dando uma volta a pé e sentindo minha dor. Estava me sentindo como uma mulher prestes a dar à luz, de modo que, quando o grupo se reuniu, não me custou muito começar a chorar. Estávamos em pé, nus, e nossos corpos eram analisados. Will mostrou muito interesse por meus ombros e por minha expressão de medo. Então Don executou um pouco de *rolfing* em meus ombros. Assim que ele tocou um certo ponto em meu ombro esquerdo, senti um repuxão muito doloroso. Então Will conduziu-me para um exercício de fantasia dirigida. Pediu-me que ficasse pequena e fosse até meus ombros e visse o que é que existia lá. Não acontecia nada. Estava ciente do barulho da sala, e estava percebendo as pessoas, pensando que eu não ia conseguir chegar a lugar algum e que todos iam ficar com raiva e me rejeitar mais ainda. Então Will perguntou-me se eu estaria vendo alguma espécie de cor. Eu enxergava um pouco de púrpura. Então perdi consciência dos sons e das pessoas e senti que alguém estava me puxando. Eu estava com três ou quatro anos e esta pessoa sentia uma raiva tremenda, seu rosto mostrava ódio. Will perguntou-me o que eu teria feito para tê-la deixado tão furiosa. Vi meu pai me segurando. Eu era um bebê. Era muito gostoso ser amada por ele. Ele estava na primeira casa em que havíamos morado, quando eu era pequena, e ele parecia muito jovem e belo.

Então minha mãe entrou na imagem. Ele era meio indiferente a ela, e muito ligado a mim, e ela estava com ciúme e me puxava para longe dele. Senti que ela me odiava, que me rejeitava, que não queria que eu tivesse nascido. Ela queria fazer-me desaparecer. Meu pai não estava lá, eu chorei, chorei e senti a dor plenamente, até perceber que estava de volta à sala. Senti-me muito bem.

Depois desta experiência, o ombro de Martina ficou sensivelmente mais baixo, quase da mesma altura que o direito. Aparentemente, erguer os ombros e retirar a energia dos braços tinha sido uma forma de evitar a dor e de se safar das mãos da mãe zangada. Sua timidez e utilização do fato de ser uma linda garotinha também lhe permitiram evitar a mãe irada. Porque não havia jamais resolvido este episódio — pois nunca havia completado este ciclo de energia —, Martina continuava enfrentando-o tanto física, quanto comportamentalmente. Ao se tornar consciente da situação e ao aliviá-la por meio de uma conclusão mais bem-sucedida, o resultado foi um enfraquecimento da necessidade de se prevalecer da situação. Agora, Martina podia deter seu comportamento indesejado.

Se realmente quero ser uma pessoa facilitadora para você, que é alguém com um ciclo incompleto de energia, uso o princípio homeopático[50] e crio condições que o estimulem a completar o ciclo. Se você está chorando, geralmente não é útil "confortá-lo", pedindo-lhe que pare de chorar. Deter o choro é bloquear o ciclo de energia na fase de ação; a pessoa fica diante de um ato incompleto. Vai precisar encontrar algum outro lugar e momento para terminar de chorar. Da mesma forma, conter alguém violento, sem permitir (quando aceitável) a descarga da energia de raiva, deixa o ato incompleto. É mais proveitoso deixar que o ciclo de energia seja completado de modo aceitável e depois examinar o que aconteceu.

Se seus atos forem prejudiciais, presumo que você esteja agindo num nível fora do alcance de sua consciência. Se quero ser útil, crio condições nas quais você possa escolher tornar-se mais consciente. Se, por exemplo, você está com raiva de uma crítica, você pode vir a perceber que está escolhendo ficar com raiva. Você não está se deixando perceber que sua raiva é um disfarce para o sentimento de mágoa, e que está se sentindo zangado porque, realmente, sente que a acusação procede.

Todas estas percepções permitem-lhe enfrentar mais eficazmente a situação. A supressão externa impede essa evolução e teria que ser constantemente administrada. A única função construtiva da supressão externa é adiar a execução de um ato que você não gostaria que fosse realizado, caso você tivesse percebido melhor do que se tratava. Matar ou suicidar-se são exemplos deste caso.

Quando você não está percebendo conscientemente o que se passa, os ciclos de energia incompletos são trazidos à consciência e elaborados mediante o emprego de alguma técnica de reexperimentação — psicanálise, psicodrama, Gestalt-terapia, grito primal, fantasia de renascimento —, depois disso, não dirigem mais seu comportamento. Nesse momento, você tem a escolha de tomar uma decisão conscientemente. Se todos os ciclos energéticos inconscientes forem trazidos à consciência e completados, então todas as escolhas serão realizadas com consciência, dentro de sua esfera de vontade.

Quando duas ou mais pessoas entram em interação, selecionam a experiência que lhes irá permitir completar ciclos de energia, ou então criarão novas experiências que lhes permitirão completar tais ciclos. Esta é uma explicação para as relações amorosas. Passamos alguns anos trabalhando nos muitos ciclos que completamos com a convivência com outra pessoa. Também criamos juntos outros ciclos, pertencentes ao aqui-agora, e mais livres de obstáculos antigos. "Velhos amigos" são aqueles com os quais você já completou a maioria dos seus antigos ciclos.

Cada pessoa me permite trabalhar determinados ciclos. Algumas figuras masculinas facilitam-me completar sentimentos paternos inconclusos. Neste sentido, uso tais pessoas. E está certo. Elas também me usam.

Em qualquer relacionamento íntimo, as pessoas se usam umas às outras. Uso você para me ajudar a alcançar o próximo nível de minha evolução. Talvez você tenha a espontaneidade que me faz falta, de modo que uso você para iniciar uma conversa que depois poderei acompanhar em sua companhia. E você usa minha estabilidade para se coibir de praticar tolices. É importante que cada um use o outro, para que nosso relacionamento seja, de fato, mutuamente proveitoso.

Os ciclos de energia devem ser plenamente vivenciados, e não bloqueados. Nosso objetivo é o livre fluxo de energia através de todas as fases do ciclo.

DIMENSÕES BÁSICAS

Odeio citações. Diga-me o que sabes.
— *Ralph Waldo Emerson*

O Princípio das Dimensões Básicas é, provavelmente, mais exclusivo do autor do que qualquer outro dos princípios abordados. Foi primeiramente apresentado em 1958 e vem sendo aperfeiçoado através de vários livros subseqüentes.[51] O Princípio das Dimensões Básicas enseja uma compreensão mais detalhada da abordagem holística. Pesquisas sobre a organização social permitiram a descoberta de três dimensões fundamentais para a descrição de fenômenos importantes. Aparecem as mesmas dimensões quando as pesquisas provêm de situações de comportamento grupal, de tipos de personalidade, de relações entre pais e filhos, de padrões de delinqüência, ou, como descreverei a seguir, de sistemas de órgãos do corpo.

A fim de funcionar eficazmente, os organismos devem estabelecer e manter determinados equilíbrios entre o que há dentro e o que há fora de seus limites. Estes equilíbrios se aplicam tanto ao mundo físico quanto ao social. Por exemplo, os seres humanos buscam manter água suficiente dentro de suas peles para evitarem a sede, e pouca fora, para evitarem se afogar. Da mesma forma, os organismos desejam uma certa distância e uma certa proximidade em relação a outras pessoas. Os desequilíbrios nestas dimensões física e social são os elementos motivadores que desencadeiam ciclos de energia.

As dimensões básicas dos desequilíbrios humanos decorrem de duas fontes: da interação do bebê com outros seres humanos até se tornar adulto, e das exigências necessárias à ação em grupo.

DESENVOLVIMENTO INDIVIDUAL

Quando o bebê nasce, deve entrar em contato com outros seres humanos, para que possa sobreviver. Já foi comprovado que a falta de contato humano para o bebê muito pequeno provoca retardo mental, moléstias e morte.[52] O desejo de contato ou inclusão na família humana é o paralelo interpessoal do estágio oral descrito pelos psicanalistas. Os analistas concentram sua atenção na zona erógena primária, a boca, onde se conjugam a maior estimulação e a maior necessidade. A relação de *inclusão* é a forma predominante de vínculo humano que ocorre nos primeiros estágios de vida.

Após o período de inclusão, o bebê dá início a uma fase de socialização em que a relação humana primária centraliza-se em torno da distribuição de poder e responsabilidade. Segue-se então a resolução do quanto a criança administra a própria vida e do quanto deve obedecer às ordens de seus pais e outros adultos. O psicanalista descreve tal período, dos dois aos quatro anos, como estágio anal, e focaliza a luta de poder vigente em torno da educação à higiene pessoal. Neste confronto, a criança vive sua primeira barganha real pelo poder, quando retém as fezes. O aspecto interpessoal deste estágio diz respeito à resolução do *controle* da vida da criança.

Conforme vai amadurecendo a criança, surge como evento interpessoal dominante a complexidade do amor e das relações de afeto. Amor, sacrifício, ciúme da relação da mãe com o pai, rivalidade entre irmãos, amizades com companheiros de jogos, são vivências pelas quais as crianças de quatro a seis anos passam. Focalizando novamente a zona erógena, os psicanalistas chamam este estágio de fálico ou genital, em que ocorre o romance familiar, ou situação edípica. A clássica rivalidade entre filho e pai pelo amor da mãe ressalta o principal interesse interpessoal da etapa, o *afeto*.

Inclusão, controle e afeto são os aspectos interpessoais dos estágios oral, anal e fálico, respectivamente.

FORMAÇÃO DE GRUPO

Para que o grupo possa existir, deve definir-se como grupo. Os limites devem ser estipulados, de modo a deixar claro quem está dentro e quem está fora dele. Em tribos antigas e em algumas contemporâneas, os ritos de iniciação, de passagem e outros, estabelecem a entrada de indivíduos como membros das tribos. Nos agrupamentos modernos, existem cerimônias semelhantes: votar, pagar débitos, passar em testes, pertencer a uma certa estirpe, ter determinados pais, seguir determinados princípios. Seja qual for a técnica, o grupo é formado por meio de um procedimento específico que define a *inclusão* grupal.

Assim que está formado, o grupo diferencia papéis e distribui

104

o poder. As tribos em geral escolhem o líder por meio de provas de força ou pela idade. As famílias determinam as relações de seus membros entre si por meio de papéis sexuais ou de habilitações. Novas organizações criam regulamentos e elegem representantes legais. Seja como for que aconteça, o grupo atribui tarefas e estabelece relações de poder entre seus participantes. Estes procedimentos determinam os padrões de *controle*.

Independente da eficiência do grupo, para que o mesmo possa sobreviver devem ser criados vínculos pessoais entre seus membros. Se não for dada nenhuma atenção aos sentimentos que as pessoas têm umas pelas outras, crescem as rivalidades, os desejos pessoais não são satisfeitos, as pessoas sabotam ou abandonam o grupo e a vida grupal está encerrada. Os *vínculos afetivos* da família, questões sociais, compartilhamento, ou benefícios pessoais, devem ser levados em consideração pelo grupo, para que este possa sobreviver.

Na formação de grupos, emergem as mesmas dimensões que surgem no desenvolvimento infantil, ou seja, inclusão, controle e afeto. Estas três dimensões caracterizam todos os níveis de organização social. Entendê-las simplifica a compreensão da fonte dos desequilíbrios e das motivações das pessoas, grupos, nações e mesmo de partes do corpo.

INCLUSÃO

O comportamento de inclusão se refere à associação entre as pessoas: exclusão, inclusão, pertinência, proximidade. O desejo de ser incluído manifesta-se como desejo de atenção, de interação, de ser distinto dos demais. Ser completamente identificável implica que alguém está tão interessado em mim que descobre minhas características singulares.

A questão dos compromissos surge desde o início das relações grupais. Na testagem inicial de um relacionamento, geralmente me apresento aos outros para descobrir quais de minhas facetas irão lhes interessar. Se não estou certo de que os outros acharão importante o que tenho a dizer, posso ficar em silêncio.

A inclusão não implica vínculos emocionais fortes com outras pessoas, como acontece no afeto. Minha preocupação com inclusão é mais na linha do predomínio que na do domínio, como é o caso do controle. Uma vez que a inclusão envolve o processo da formação grupal, geralmente ocorre como a primeira questão interpessoal na vida de um grupo. Primeiro decido se quero fazer parte de um certo grupo, se quero ficar dentro ou fora.

Subjacente às minhas condutas nas três áreas flui meu autoconceito, ou seja, o modo como realmente me sinto a meu próprio respeito. Meu autoconceito geralmente é em parte consciente e em parte inconsciente.

Na dimensão da inclusão, meu comportamento é determinado pelo modo como me sinto a respeito do que *significo* como pessoa. Se minha auto-estima é baixa e julgo-me sem importância alguma, meu comportamento de inclusão tende a ser extremado e marcado pela ansiedade. Ou eu me esforço ao máximo para fazer com que as pessoas prestem atenção em mim, sendo o ultra-social, ou me afasto dos outros, sendo o subsocial.

Quando sou *subsocial*, sou introvertido e retraído. Quero manter distância dos outros e não quero me misturar com eles, pois se o fizesse perderia minha privacidade. Inconscientemente, quero sem dúvida que os outros prestem atenção em mim. Meu maior medo é que as pessoas me ignorem e não se aproximem de mim. Minha atitude inconsciente é: "Uma vez que ninguém está interessado em mim, não vou me arriscar a ser ignorado. Ficarei distante das pessoas e viverei sozinho". Uso a auto-suficiência como uma técnica para existir sem as outras pessoas. Atrás de meu afastamento está a sensação particular de que outras pessoas não me entendem. Inconscientemente, sinto que não devo mesmo ter qualquer valor, pois ninguém jamais me considerou suficientemente importante para me dar atenção. Minha ansiedade mais profunda é a de não ter valor, a de ser insignificante, a de não ter importância.

Quando sou *ultra-social*, sou extrovertido. Busco incessantemente as pessoas e quero que elas me procurem. Temo que venham a me ignorar. Meus sentimentos inconscientes são os mesmos que os do subsocial, mas meu comportamento manifesto é o oposto. Minha atitude inconsciente é: "Embora eu saiba que ninguém está interessado em mim, farei com que as pessoas prestem atenção em mim de qualquer jeito". Sempre em busca de companhia, não suporto ficar sozinho. Meu comportamento interpessoal está destinado a prestar atenção em mim mesmo, a fazer as outras pessoas me notarem, a me destacar. Meu método direto é participar intensamente, me exibindo. Ao me ressair no grupo, forço o grupo a focalizar em mim sua atenção. Minha técnica sutil para ganhar atenção é procurar ser poderoso (controle) ou ser querido (afeto). Meus problemas de inclusão geralmente fazem com que eu hesite entre um comportamento ultra-social ou subsocial.

Quando sou *social*, alguém cujo problema de inclusão foi bem resolvido na infância, minha interação com as pessoas não apresenta problemas. Sinto-me bem com ou sem a presença de outros. Posso participar muito ou pouco numa situação de grupo, sem me sentir ansioso. Sou capaz de me comprometer e de me envolver bastante com certos grupos, e também posso evitar me envolver, se sentir que é melhor. Sinto que tenho o meu valor, sou importante. O problema da inclusão é ficar *dentro ou fora*. As interações de inclusão concentram-se nos *encontros*. A ansiedade de inclusão é a de que eu seja *insignificante*.

CONTROLE

O comportamento de controle se refere ao processo de tomada de decisão entre pessoas na área do poder, da influência e da autoridade. O desejo de controlar varia segundo um *continuum*, desde meu desejo de ter autoridade sobre os outros (e de, portanto, controlar o meu futuro) até meu desejo de ser controlado e isentado de toda responsabilidade.

Se, numa discussão, eu estiver buscando inclusão ou destaque, quero participar dela. Se estiver buscando controle, quero ser o vencedor, ou estar do mesmo lado que o vencedor. Quando é forçado a escolher, aquele que busca destacar-se prefere ser um participante perdedor, ao passo que aquele que luta pelo domínio prefere ser um não-participante vencedor.

O comportamento de controle também é manifestado em relação a pessoas que tentam controlar. A demonstração de independência e de revolta exemplifica uma falta de propensão a ser controlado, ao passo que a anuência, a submissão e o cumprimento de ordens indicam os graus variáveis da aceitação do controle.

Não necessariamente existe uma relação entre meu comportamento voltado para o controle dos outros e meu comportamento para ser controlado. Os sargentos podem dominar seus subordinados e aceitar ordens de seus tenentes, com prazer e gratidão, e os mandachuvas do bairro podem atormentar os moleques da turma, embora não se revoltem contra os pais.

O comportamento de controle difere do de inclusão na medida em que não implica destacar-se. O "poder por trás do trono" é um papel que preenche simultaneamente um forte desejo de controlar e um desejo irrisório de ser incluído, ao passo que o "bobo da corte" pode ser uma pessoa com grande necessidade de ser incluída e pouco desejo de controlar.

Os problemas de controle seguem os da inclusão, quando o grupo começa a se desenvolver e se iniciam os relacionamentos interpessoais. Assim que o grupo está formado, começa a se diferenciar. Pessoas diferentes assumem ou buscam papéis diversificados e as lutas pelo poder, a competição e a influência passam a ter uma importância central. A interação típica para enfrentar tais questões é o confronto. Subjacente ao meu comportamento de controle está a percepção de minha *competência*. Se me sinto incapaz de enfrentar o mundo, se me sinto inadequado, ou incapaz de estar à altura de outras pessoas, então meu comportamento de controle é extremado e ansioso. Afasto-me de posições de poder e responsabilidade, e sou um abdicrata, ou tento dominar os outros, e sou um autocrata.

Quando *abdicrata*, abdico de meu poder. Aceito uma posição subordinada na qual eu não tenha que assumir a responsabilidade pela tomada de quaisquer decisões. Quero que outras pessoas me aliviem de minhas obrigações. Não controlo os outros, nem mesmo quando isso é conveniente. Por exemplo, não assumo a liderança da situação nem durante um incêndio numa pré-escola, na qual sou o único adulto. Nunca tomo uma decisão, se puder encaminhá-la para outra pessoa. Numa situação administrativa, tento livrar-me de quaisquer responsabilidades.

Quando *autocrata*, sou extremamente dominador. Sou um fanático pelo poder, um competidor. Tenho receio de que os outros não sejam influenciados por mim, e que realmente terminem por me influenciar. Minha sensação latente é a mesma que a do abdicrata: não sou capaz de me desincumbir de obrigações. Para compensar, tento continuamente provar que sou capaz e disto resulta que assumo uma carga de responsabilidades grande demais.

Quando sou *democrata*, quer dizer, quando resolvi bem durante minha infância o problema de minhas relações nas situações de controle, o poder e o controle não são mais problemáticos. Sinto-me confortável dando ou não dando ordens, seguindo ou não ordens, dependendo do que for apropriado à situação. Diversamente do abdicrata e do autocrata, não estou preocupado com temores relativos à minha inépcia, à minha estupidez, ou incompetência. Sinto-me competente, e tenho confiança de que outras pessoas confiam em minha capacidade de tomar decisões.

O problema do controle é estar *por cima ou por baixo*. A interação primária de controle é o *confronto*. A ansiedade do controle é ser *incompetente*.

AFETO

O comportamento de afeto descreve sentimentos de proximidade, pessoais e emocionais, entre duas pessoas. O afeto é uma relação diádica, quer dizer, ocorre entre pares de pessoas, ao passo que tanto a inclusão quanto o controle são relações que podem ocorrer ou em díadas, ou entre uma pessoa e um grupo.

Uma vez que o afeto se baseia na construção de vínculos emocionais, é geralmente a última fase a emergir no desenvolvimento de uma relação humana ou de um grupo. Na fase de inclusão, as pessoas se encontram e decidem se vão ou não prosseguir com a relação; as questões de controle levam-nas a confrontar-se entre si e a buscar uma forma para se relacionarem. À medida que prossegue a relação, tendo se formado os vínculos afetivos, as pessoas se abraçam, no sentido literal ou figurativo.

Minha sensação de poder ser amado está sempre latente em minhas condutas na área do afeto. Se não me sinto capaz de ser amado, se me sinto uma pessoa chata e desinteressante, ruim etc., rejeitada por qualquer pessoa que chegue a me conhecer bem, então meu comportamento afetivo é extremado e ansioso. Ou eu evito todos os vínculos afetivos íntimos, sendo então subpessoal, ou tento me manter próximo de todos, o superpessoal.

Quando sou *subpessoal*, evito elos íntimos com outras pessoas. Mantenho relações unívocas num nível distante e superficial e sinto-me muito satisfeito quando as outras pessoas também agem assim, em relação a mim. Mantenho uma distância emocional e não me envolvo emocionalmente. Inconscientemente, busco um relacionamento afetivo satisfatório. Temo que ninguém me ame e que eu não seja querido. Tenho grande dificuldade em gostar genuinamente das pessoas e desconfio de seus sentimentos a meu respeito.

Minha atitude é: "Considero muito dolorosa a área afetiva, desde que fui rejeitado; por conseguinte, evitarei todas as relações pessoais íntimas no futuro". Minha técnica direta como ser subpessoal é evitar proximidade ou envolvimento emocional, a ponto de me tornar inclusive antagônico a isto. Minha técnica sutil é ser superficialmente amigo de todos, a ponto de ser "popular", o que funciona como proteção, evitando que eu me torne realmente próximo de alguém.

Quando sou *superpessoal*, me torno extremamente próximo dos outros e quero que os outros se aproximem de mim. Inconscientemente, meu mecanismo é o seguinte: "Minhas primeiras experiências com afeto foram dolorosas, mas, talvez, se eu tentar de novo, elas acabem sendo melhores". Ser querido é essencial à minha tentativa de aliviar a ansiedade de ser rejeitado e não-querido. Minha técnica direta para ser querido é tentar conquistar aprovação, ser extremamente pessoal, agradável, íntimo, confiável. Minha técnica sutil, mais manipulativa e possessiva, é devorar os amigos e punir qualquer tentativa de sua parte de estabelecer outros relacionamentos.

Quando sou *pessoal*, e resolvi bem as relações de afeto na infância, a interação emocional íntima com outra pessoa não constitui problema. Sinto-me bem numa relação pessoal íntima tanto quanto numa situação que exige distanciamento emocional. Para mim é importante ser querido, mas, se não o for, posso aceitar essa falta de afeto como resultante da relação entre eu e a outra pessoa. Em outras palavras, essa falta de afeto não significa que sou uma pessoa incapaz de ser amada. Sou capaz de dar e de receber afeto genuíno. A interação primária na área afetiva é a manifestação de sentimentos profundos apropriados. No início do grupo, existem muitas declarações a respeito de como é difícil expressar hostilidade para as pessoas. A maioria fica espantada quando descobre que é mais difícil ainda expressar sentimentos ternos e positivos.

No que tange às relações interpessoais, a inclusão está voltada para relações já formadas. No seio das relações existentes, o controle é a área voltada para quem dá ordens e toma decisões, enquanto o afeto se volta para a relativa proximidade ou distância que vai prevalecer na relação.

O problema da afetividade é estar *próximo ou distante*. A interação afetiva é o *abraço*. A ansiedade afetiva é ser ou não *capaz de ser amado*.

DESENVOLVIMENTO DO GRUPO

Estas três dimensões — inclusão, controle e afeto — ocorrem, nessa ordem, no desenvolvimento dos grupos. As questões da inclusão, a decisão de quem está dentro ou fora do grupo, são as primeiras a surgir, seguidas pelas questões de controle (estar por cima ou por baixo) e, finalmente, pelas questões afetivas (estar próximo ou distante). Esta ordem não é rígida, mas a natureza da vida em grupo é tal que as pessoas tendem primeiro a determinar se querem ou não ficar num grupo, depois a determinar que grau de influência irão exercer e, finalmente, a decidir quão pessoalmente próximas irão se tornar.

Fase de Inclusão
A fase da inclusão no desenvolvimento do grupo começa na sua formação. Enquanto membro de um novo grupo, quero descobrir primeiro onde me encaixo. Minhas primeiras preocupações são decidir se quero estar dentro ou fora, estabelecer-me como indivíduo distinto dos outros e verificar se vão me dar atenção ou se serei ignorado. Quando estas questões me deixam ansioso, minha tendência é manifestar comportamentos centrados em mim mesmo, falar exageradamente, retrair-me exageradamente, exibir-me, dizer minha biografia.

Ao mesmo tempo, estou decidindo em que nível irei comprometer-me com este grupo, quanto de minha energia investida em outros compromissos de minha vida terei que dispor, para alocar nesta nova relação. Estou perguntando: "O quanto de mim darei para este grupo? O quanto serei importante nesta situação? Será que eles irão apreciar quem eu sou e o que posso fazer, ou será que permanecerei indistinto de todos os outros?" Este é o problema da identidade. Estou decidindo basicamente quanto contato, quanta interação e quanta comunicação desejarei ter.

No transcorrer do processo de formação do grupo, minhas principais preocupações são as questões de transgredir ou não os limites do grupo, e de pertencer ou não a ele. Questões relativas a limites são problemas de inclusão.

É característico de grupos nesta fase que apareça o bate-papo".[53] Quando falamos em "papo-furado" lembramo-nos do comportamento de pessoas em coquetéis, quando elas apanham seus copos de aperitivo, dão uma olhadinha dentro deles para verificar o que têm e dão uma avaliada no pessoal que apareceu. O papo-furado, em si, é de importância secundária para os membros do grupo, mas que funciona como veículo para que venham a se conhecer. Em geral, o papo surge assim que se decide confrontar o grupo.

De modo algum o papo-furado se confina a coquetéis. Cada grupo bate seu papo-furado dentro de suas paredes. "Como está o tempo" é universal; "regras de comportamento" é comum a grupos formais; "Você sabia?..." é característico para conhecidos oriundos de um mesmo lugar; relato de incidentes e de episódios surgem nas reuniões de negócios; e "De onde você é?" serve nos ambientes militares. Nas universidades, os *caretas* perguntam: "Em que é que você se graduou?" e os *malucos*: "Já tomou ácido?"

Embora a discussão destes tópicos seja freqüentemente inoperante quanto a seu conteúdo, por meio dela é que os participantes em geral passam a se conhecer. Enquanto membro de um grupo, conheço melhor quem responde favoravelmente à minha pessoa, quem vê as coisas pelo mesmo prisma que eu, o quanto sou inteligente em comparação com os outros, e como o líder reage a mim. Identifico também o tipo de papel que posso esperar desempenhar no grupo.

Contrariando as aparências, essas discussões são inevitáveis e servem a uma função importante. Os grupos que não têm permissão para realizar este tipo de sondagem irão buscar outro método para obter as mesmas informações, usando talvez uma decisão de mais importância para o grupo.

Fase de Controle

Assim que estiver relativamente delineada a noção de estar reunido o grupo, as questões relativas ao controle passam para o primeiro plano. As questões de controle incluem tomadas de decisão, compartilhar responsabilidades, distribuir poder. Durante o estágio do controle, o comportamento grupal característico inclui a luta pela liderança e também a competição. Enquanto membro do grupo, neste momento, minhas ansiedades básicas centralizam-se em ter responsabilidade demais ou de menos e em ter muita ou pouca influência. Tento me estabelecer no grupo de tal modo que venha a ter a quantidade de poder e de dependência que me for mais conveniente.

Fase do Afeto

Depois de resolvida a questão do controle, os temas afetivos ganham maior destaque. Os indivíduos já estão formando um grupo. Diferenciaram-se no que se refere à responsabilidade e ao poder. Agora investigam a questão de se tornarem emocionalmente integrados. Neste estágio, são típicas as manifestações de sentimentos positivos, de hostilidade pessoal direta, de ciúme, de formação de pares, e, em geral, de um aguçamento das emoções entre pares de pessoas.

Na qualidade de membro de um grupo, minhas ansiedades básicas focalizam-se em não ser querido, em não estar próximo o suficiente das pessoas, e em ser íntimo demais. Estou me esforçando para obter uma troca afetiva cuja intensidade pareça satisfatória e a posição mais agradável no que diz respeito a iniciar uma relação afetiva e a receber afeto. Como os porcos-espinhos de Schopenhauer que tinham o problema de se amontoar para dormirem juntos numa noite fria, quero ficar perto o suficiente para receber calor, mas longe o bastante para evitar a dor dos espinhos mais pontiagudos.

Ciclagem

A hipótese de desenvolvimento do grupo afirma que certas áreas de interação são enfatizadas em determinados momentos do crescimento grupal. Todas as três áreas estão sempre presentes, porém não são sempre igualmente destacadas. Da mesma forma, algumas pessoas não acompanham sempre as questões centrais do grupo. Para algumas pessoas, uma dimensão particular será tão pessoalmente importante que transcenderá o tema que está sendo focalizado pelo grupo. Para cada pessoa, a área de interesse num dado momento é resultante de suas próprias áreas problemáticas, juntamente com aquelas que estão sendo focalizadas pelo grupo, na fase em que se encontra.

A ciclagem das fases de desenvolvimento é análoga à mudança de pneus. Quando um mecânico muda um pneu e recoloca a roda, cada parafuso é apertado só o suficiente para manter a roda no lugar. Depois, os parafusos são mais apertados, geralmente na mesma seqüência, até a roda estar firmemente presa no lugar. Finalmente, cada parafuso recebe mais uma verificada, para garantir que o trabalho está perfeito. Como estes parafusos, as três áreas são trabalhadas sucessivamente, até terem sido suficientemente resolvidas, para permitirem ao grupo prosseguir em seu funcionamento. Mais tarde, cada área é novamente abordada e aperfeiçoada, até ter um nível mais satisfatório de resolução. Se um dos parafusos não estiver bem apertado desde o primeiro ciclo, no próximo receberá mais atenção.

Uma vez que todos os grupos são configurados a partir de pessoas com desejos interpessoais diversos, esta teoria de desenvolvimento grupal aplica-se a qualquer relacionamento interpessoal. Toda vez que as pessoas se colocam em grupos, incluindo aqui os grupos de dois, são enfrentadas as mesmas três áreas interpessoais, e na mesma ordem. Em certas situações sociais, as forças externas podem ser impostas, com a finalidade de alterar a maneira de controlar estas áreas, mas, de qualquer forma, elas precisam ser enfrentadas.

Numa organização militar, o uniforme ajuda a criar uma sensação de pertinência, de inclusão. As listas ou faixas no braço ou ombro esclarecem as questões de controle e distribuição do poder. As regras de confraternização e boas maneiras influem na demonstração do afeto. Porém, estes fatores externos não resolvem, de modo algum, os problemas interpessoais. Os soldados, apesar de uniformizados, ainda podem sentir que estão sendo ignorados como pessoas ou que não estão sendo tratados como pessoas importantes. Os sargentos podem sentir que deveriam ter mais influência do que os tenentes inexperientes. Um capitão pode sentir que as regras de discriminação pessoal para oficiais e pessoal de serviço entram em conflito com o desejo de se tornarem mais próximos dos funcionários.

Separação

Quando os grupos se desfazem, resolvem suas relações na seqüência oposta, ou seja, afeto, controle e inclusão. Os grupos ou relações prestes a terminar ou a reduzir acentuadamente seu nível de interação exibem comportamentos característicos: ausências e atrasos cada vez mais freqüentes; há mais dispersão e devaneios; os membros se esquecem de trazer material para o grupo; a discussão de temas como morte e enfermidade fica freqüente; a importância e a validade do grupo são minimizadas e diminui o envolvimento geral.

Geralmente são relembradas experiências anteriores. Na qualidade de membro de um grupo que está terminando, em geral quero discutir com as pessoas as situações que não foram completamente resolvidas no momento em que ocorreram, quero voltar aos ciclos incompletos de energia. Neste sentido, espero que minhas relações sejam satisfatoriamente resolvidas. Muitas vezes, quando sinto que minhas ações numa reunião anterior foram mal-entendidas, recordo a situação e explico o que eu realmente quis dizer, de modo que ninguém fique zangado comigo. Às vezes, quero expressar a outros participantes que determinados comentários feitos por eles foram importantes para mim. E assim prossegue, sendo retomados todos os incidentes não resolvidos. Após os membros do grupo completarem este processo de retomada dos acontecimentos que tinham ficado em suspenso, todos estão mais prontos para aceitar a separação.

No processo de resolução do grupo, os sentimentos pessoais, positivos e negativos são trabalhados primeiro (afeto). A seguir, a discussão focaliza o líder e os motivos para ter consentido ou se revoltado contra os desejos da liderança (controle). Posteriormente, vem a discussão acerca das possibilidades de continuar o grupo e acerca do nível de compromisso de cada pessoa; por fim, é discutido o fato de os membros do grupo estarem indo em direções diferentes e não serem mais membros de um mesmo grupo (inclusão).

Minhas respostas à separação iminente dependem de minhas principais áreas de desejo e de meus métodos preferidos para enfrentar a ansiedade. Enquanto membro do grupo, posso responder à separação iminente, diminuindo gradualmente meu investimento no grupo, e indicando isto por meio de ausências, atrasos e redução nas participações. Ou posso depreciar e menosprezar o grupo, como se dissesse: "Vejam, não vou sentir falta de um grupo tão sem importância". Posso ainda deslocar a responsabilidade pela separação para outros membros do grupo, tornando-me antagonista e forçando-os a me rejeitarem. Ou a separação pode ser tão difícil para mim que meu modo de enfrentá-la tenha se tornado um traço de caráter: impeço-me de me envolver com as pessoas desde o primeiro momento em que as vejo.

ESCOLHA DE UMA ENFERMIDADE ESPECÍFICA

As dimensões de inclusão, controle e afeto fornecem os meios para entendermos por que escolhemos uma enfermidade, ao invés de outras.

Como mencionamos antes, toda doença é resultado de um conflito que escapa à consciência e que, literalmente, foi "corporificado". Toda enfermidade é expressão de uma situação total de vida. É uma de minhas tentativas de enfrentar a situação de minha vida. Em geral, por estar doente posso faltar ao trabalho, descansar, evitar responsabilidades, adiar prazos, ser cuidado, receber mostras de simpatia, flores e bombons. Determinadas doenças têm benefícios especiais.

Diferentes sistemas de órgãos em meu corpo são especificamente apropriados para enfrentar as relações entre eu e o mundo externo, e também para dar conta de minhas diversas dimensões. Entender quais partes do corpo correspondem às funções de inclusão, controle e afeto trará um certo esclarecimento das razões pelas quais escolho certas doenças.

Enfermidades de Inclusão

A nível físico, a inclusão se refere aos limites entre eu e o resto do mundo e, portanto, lida essencialmente com a periferia de meu corpo: a pele; órgãos sensoriais, olhos, ouvidos, nariz e boca; e com os sistemas corporais que entram em intercâmbio com o meio ambiente: o sistema respiratório, que inala e expira ar, e o sistema digestivo-excretor, que faz o intercâmbio do alimento com o meio ambiente. As atitudes relativas a estes órgãos relacionam-se a minhas atitudes, no que diz respeito à minha aceitação pelos outros.

Enfermidades da pele, dos órgãos dos sentidos, do sistema respiratório ou do sistema digestivo são manifestações de conflitos inconscientes relativos à inclusão. Posso ter espinhas, cravos, herpes, erupções com comichão. Isto mantém as pessoas afastadas de mim.

Se fico incomodado quando estou muito próximo de outros, posso não enxergá-los nitidamente, senão a 3 m de distância. A isto denominamos de hipermetropia.* Ou, se me sinto à vontade com amigos íntimos, mas tenho receio de estranhos, posso ver as coisas claramente até poucos metros de distância, e daí em diante, só enxergo manchas, quer dizer, sou míope.*

Se não quero ouvir o que as pessoas têm a dizer, tornar-me-ei surdo. Muitas pessoas surdas não ouviam, mesmo antes de ficarem realmente surdas.

Praticantes de bioenergética têm constatado que, se não me sinto importante quando criança (inclusão), deixo de inspirar a quantidade certa de ar. Meu peito fica estreito demais, minha caixa torácica é pequena e sou mais propenso a enfermidades respiratórias porque não respiro completamente. Se fico ansioso diante da idéia de expirar e depois não ter ar suficiente para respirar de novo, minha caixa torácica é excessivamente funda. Tenho o peito na forma de barril. Realmente não acredito que possa relaxar e respirar normalmente e permanecer incluído.

---

* No original, *far sighted* (hipermétrope) e *near sighted* (míope). A língua inglesa é literal — corporalmente literal — neste caso e deixa clara a zona de inconsciência somatopsíquica da pessoa numa e noutra situações, pois *far* = longe, distante; *near* = perto, próximo; e *sight*(ed) = visão. (N.T.)

Comer tem um elemento de inclusão implícito. Pouco alimento ou alimento demais tem um sentido de cuidar ou prestar atenção. Há também o elemento controle presente na digestão, principalmente no tocante à luta pelo poder que envolve "raspar o prato", e especialmente quando a excreção e o treino de toalete passam a configurar o quadro também. As doenças da digestão e da excreção representam uma transição entre problemas de inclusão e problemas de controle.

O câncer é essencialmente uma doença de inclusão, embora sua localização também seja significativa. O trabalho dos Simontons[4] com pacientes de câncer, baseia-se numa filosofia holística muito semelhante à que apresentamos aqui. Segundo tais autores, o câncer é uma manifestação do organismo total e eles o tratam deste ponto de vista.

Os Simontons têm usado o FIRO-B[5] como instrumento para medir o comportamento característico dos pacientes com câncer nas áreas de inclusão, controle e afeto. As diferenças interessantes entre seus pacientes com câncer e a população em geral ocorrem, essencialmente, na área da inclusão. Os pacientes que ainda estão vivos têm resultados extremamente baixos no que se refere ao desejo de inclusão em atividades com outras pessoas. Manifestam pouco desejo de estar em grupo, mas confiam em seus próprios recursos.

A sensação geral do paciente de câncer tradicional, isto é, do paciente não-Simonton, é a de alguém que desistiu, que fez a opção por sair desta vida. Às vezes, tem-se a impressão de que têm um forte desejo de viver, mas, provavelmente, existe neles uma poderosa dimensão inconsciente que deseja morrer. Podemos formalizar algumas inferências a respeito de figuras públicas que contraíram câncer e que morreram pouco depois de um evento que poderia ser interpretado como existencialmente terminal. Por exemplo, o senador Joe McCarthy morreu de câncer pouco depois de ter sido censurado pelos senadores de sua bancada e de ter perdido o mandato; Hubert Humphrey morreu logo depois de ter perdido sua última prévia como candidato à presidência.

Enfermidades de Controle

Os sistemas de órgãos que uso para controlar meu corpo são os músculos e o esqueleto, o sistema nervoso e as glândulas endócrinas. Estes são sistemas que uso para enfrentar o mundo, para me manter saudável e para me afirmar como pessoa.

Quando corporifico um conflito fora de minha área de consciência, relativo a controle, proporciono-me uma doença em um destes sistemas. A interpretação da artrite como contenção poderosa da raiva, principalmente a artrite das mãos e pernas, está bem documentada.[54] Geralmente pessoas jovens, especialmente mulheres, gostariam de bater nas próprias mães, mas se impedem de fazê-lo por culpa e medo. Quando essa culpa se torna poderosa demais, a artrite é um caminho para se impedirem fisicamente de golpear alguém. As doenças do sistema nervoso ainda não foram muito estudadas por este prisma, mas vários trabalhos oferecem dados indicativos. Lesões da coluna espinhal são típicas em rapazes de 16 a 28 anos, resultantes em geral de acidentes de automóvel, motocicleta ou de mergulho. A definição de uma imagem "macho" para rapazes é um aspecto central da área de controle. Não é uma inferência tão descabida assumirmos que estes rapazes têm um conflito inconsciente na área da masculinidade e das conquistas, que se manifestou por meio de seu "acidente". Um homem contou-me que, para seu grande alívio, seu "acidente" o havia livrado de seus esforços para ser "macho".

Constatei que entre enfermeiras que trabalham com pacientes de coluna há um acordo quanto a estes serem difíceis de lidar.

Também é fato notório entre tais enfermeiras que os pacientes portadores de esclerose amiotrópica lateral (doença de Lou Gehrig), por exemplo, são tipicamente rebeldes e que geralmente dominam a atenção das enfermeiras.

As dores de cabeça são uma forma mais suave de distúrbio nervoso. Faltam pesquisas adequadas, mas a observação clínica indica que tenho dores de cabeça quando me sinto incompetente. Geralmente ocorrem quando estou para entrar numa reunião para a qual não me preparei, ou quando há tantas coisas acontecendo que não entendo o que está se passando.

Enfermidades do Afeto

O afeto é expresso pelo corpo na forma de amor, com o coração, e de sexo, com os genitais. O sistema circulatório é uma expressão do estado afetivo, como o reconhece o linguajar popular: "de coração partido", "abro meu coração para você", "você mora em meu coração". Um relato de pesquisa feita em Israel conclui: "Parece existir uma correlação direta entre o amor e o apoio da esposa e o coração do homem, quer dizer, seu coração físico... E o modo como o patrão trata o homem também tem importância. Quanto mais ele o aprecia, menor o risco de um ataque cardíaco".[55]

Num outro estudo, Stewart Wolf, do Hospital St. Lukes, em Bethlehem, Pensilvânia, demonstrou uma relação direta entre a taxa ascendente de ataques do coração e a perda da vida comunitária, ao longo de um intervalo de quinze anos.

A cidade de Roseto, na Pensilvânia, tornou-se discretamente famosa no início dos anos 60, quando se descobriu que seus habitantes tinham um índice acentuadamente baixo de óbitos, principalmente por ataques do coração. Uma vez que havia entre eles uma tendência à obesidade e que não diferiam significativamente de populações vizinhas quanto a outros fatores associados a doenças do coração (fumar, consumir gorduras, não fazer exercícios físicos, ter gordura no sangue), os pesquisadores levantaram a possibilidade de fatores sociais serem o elemento central à explicação.

Os habitantes dessa localidade eram predominantemente de origem ítalo-americana; seus ancestrais tinham sempre vivido forçosamente uma vida comunitária insular e próxima. Envolviam-se uns nas vidas dos outros, obedeciam aos mais velhos, apoiavam-se uns aos outros fortemente, em momentos de crise pessoal. Disse Wolf: "Isto era mais do que a vivência étnica: eles haviam desenvolvido uma sociedade coesa e mutuamente tão fornecedora de apoio que ninguém jamais se sentia abandonado".

Este autor e seus colaboradores predisseram, em 1963, que os habitantes de Roseto começariam a refletir padrões mais típicos de ataques do coração e de outras doenças, à medida que seu estilo de vida fosse se americanizando. Foi exatamente isto o que aconteceu. Houve um acentuado aumento nas taxas de mortalidade, principalmente em homens com menos de 55 anos.

Por volta da metade da década de 60, os habitantes de Roseto tinham começado a se ressentir do isolamento social e da vivência em clãs. Começaram a se casar com não-italianos, começaram a participar de clubes de campo, compraram Cadillacs e fazendas, mudaram de igreja, ou deixaram de freqüentar a igreja. A tradição e a vida tipicamente comunitária foram desaparecendo.

"Pela primeira vez", disse Wolf, "os rapazes estão morrendo de infarto do miocárdio", doença fatal que se sabe ser consideravelmente menos presente naquelas partes do mundo nas quais a tradição e os vínculos familiares são fortes.

A relação do coração e do sistema circulatório com o afeto pode também ser responsável pela qualidade avassaladora de uma relação amorosa. Quando o amor é bom, o mundo inteiro está dando certo; quando o amor é ruim, ou está ausente, nada parece funcionar. A circulação nutre o corpo todo. Se está constrita, o organismo inteiro tem dificuldade para obter nutrição suficiente. Se o sangue flui livremente através de um coração descontraído e aberto, todo o ser está bem alimentado.

Transtornos genitais como vaginite ou herpes, assim como sífilis e gonorréia, geralmente acontecem em momentos constrangedores. A teoria atual afirma que acontecem quando existe um conflito

118

inconsciente com respeito ao amor, principalmente no tocante ao aspecto sexual do amor. Se há culpa sexual, se a infidelidade é um problema, se costumes religiosos ou sociais estão sendo violados, e se não estou me permitindo tomar consciência de meu conflito, é neste momento que estou mais propenso a contrair enfermidades genitais.

SEXO

A manifestação sexual é fundamentalmente uma função do afeto, embora vários aspectos do ato sexual sejam paralelos à inclusão e ao controle.

Os problemas da inclusão se referem às fases iniciais de uma relação sexual, no tocante aos sentimentos e às sensações de penetração. Se eu fosse um homem com problemas de inclusão, e não tivesse consciência disso, provavelmente teria dificuldades com minha *potência sexual*. Meu conflito entre penetrar ou não se refletiria na inervação de meu pênis e sua dificuldade para penetrar. Se eu fosse uma mulher com problemas de inclusão, minha vagina seca e apertada estaria manifestando minha recusa em receber um pênis.

Quando passei uma fase indeciso, sem saber se me casava ou não, tive problemas com minha ereção. Quando esse conflito se resolveu, meus problemas de potência sumiram também. O problema sexual manifestava meus sentimentos a respeito de todo o relacionamento.

O aspecto de controle do ato sexual localiza-se no *orgasmo*. O ritmo e o andamento do orgasmo expressam controle e vontade de se entregar. Posso demorar um pouco mais para atingir o orgasmo, tentando fazê-lo sentir-se uma pessoa inadequada como parceiro sexual. Posso gozar rapidamente e criar assim condições nas quais você perceba que está mais difícil ter seu orgasmo. Posso tentar dirigir seus movimentos físicos, ou deixar que você faça toda a movimentação, como manifestação da relação de poder que temos entre nós. Quando uma relação está em sua fase de controle, o orgasmo é geralmente a área em que se mostra a dificuldade sexual. Quando o problema do controle está esclarecido, o problema do orgasmo é resolvido.

O aspecto afetivo do ato sexual é o que se *sente* após a finalização do ato. Essa sensação pode variar desde uma inundação de sentimentos ternos, afetuosos e amorosos, até o nojo e idéias como: "Mas o que é que estou fazendo aqui?" ou "Não, não vou acompanhar você no café da manhã". Esses sentimentos dependem em parte do nível de integração entre o coração e os genitais. O afeto é o aspecto do sexo que se torna muito melhor quando existe um profundo amor entre os parceiros.*

Esta análise ajuda a esclarecer um fenômeno que para muitos é intrigante: "Se eu amo tanto essa pessoa, por que é que às vezes sinto que outra pessoa é melhor na cama comigo? Talvez eu não esteja realmente tão enamorado(a)".

Absolutamente. Um encontro sexual casual, mesmo que não passe de uma noite, em que não existem problemas de inclusão ou controle no relacionamento, ou seja, quando para os dois estão claros os objetivos um do outro, quando não há luta pelo poder, a experiência sexual pode resultar esplêndida. O problema sexual ocorre depois que o desempenho sexual está concluído, no ponto em que se inicia a fase do afeto. É aqui que se evidencia a natureza incipiente da esfera emocional do relacionamento. Mas o contato sexual em si pode ser altamente satisfatório, sem se colocar em questão a profundidade do relacionamento.

INFÂNCIA

Uma vez que pressupomos que as dimensões de inclusão, controle e afeto existem desde o momento da concepção, devem então ser detectáveis desde os primeiros anos de vida. Numa publicação anterior,[57] fiz uma revisão da literatura a respeito dos relacionamentos entre pais e filhos, tendo concluído que as pesquisas nessa área também dependiam destas três dimensões. Pesquisadores diferentes usaram termos variados, mas, em sua maioria, constelaram três fatores que eram bastante semelhantes aos de inclusão, controle e afeto.

Nestes estudos, a inclusão também é chamada interação pais-filhos, estimulação e, mais radicalmente, indulgência. Um elevado nível de inclusão nas relações entre pais e filhos é caracterizado por uma família centrada nos filhos, que são alvos constantes de atenções, preocupações, ações e elevado nível de atividade. A norma é um contato intenso e freqüente com ambos os pais. O baixo nível de inclusão é caracterizado por um lar centrado nos adultos, em que a criança é entregue a si mesma, é esquecida, ignorada e pouco estimulada. A interação com os pais é pouca até para as surras, e a criança não recebe qualquer atenção, nem quando faz coisas que são desaprovadas, como esquecer-se de suas obrigações, desobedecer e se masturbar.

No contexto das relações entre pais e filhos, o controle também

---

* A este respeito vale a pena ver em *Amor e Orgasmo,* de A. Lowen, principalmente os capítulos "Amor e Sexo" e "Sexo e amor". (N.T.)

120

é chamado de democracia e promoção de independência. Na extremidade "pouco controle" estão incluídas liberdade de escolha, de decisão, de criar, de rejeitar; liberdade em relação ao controle arbitrário em geral. Os pais justificam suas atitudes, decidem democraticamente, explicam logo, respondem às perguntas das crianças sobre sexo, levam-nas para piqueniques, dão mesadas, e não interferem nas suas brigas. Um elevado índice de controle mostra a criança estritamente confinada dentro dos limites do despotismo autocrático, exige-se obediência, as sugestões são dadas de maneira coerciva e as regras são restritivas.

Nestas pesquisas, o afeto também é chamado afetividade, aprovação e aceitação da criança. Um alto nível de controle também inclui comportamento afetuoso, aceitação, aprovação, encorajamento, facilitação. Um baixo índice de afeto mostra crianças que se sentem culpadas, desestimuladas, desaprovadas, rejeitadas, inibidas, carentes de mostras de afeto.

O estudo clássico de Glueck [58] *et al.* sobre a delinqüência reforça a importância destas áreas de interação; em sua pesquisa constelaram-se ao final os mesmos dados. Os autores tiveram um êxito considerável quando predisseram quais crianças se tornariam delinqüentes, valendo-se da análise destes fatores: coesão da família (inclusão), disciplina imposta pelo pai e supervisão da mãe (controle) e afeto do pai e da mãe (afeto).

PSICANALISTAS

Uma forma de reconciliar as diferenças entre as três principais figuras que iniciaram a psicanálise, Freud, Jung e Adler, é relacioná-las às dimensões de inclusão, controle e afeto. Talvez cada um destes três teóricos tenha visto com mais clareza uma das três dimensões, tornando-a central em sua respectiva abordagem.

O elemento essencial para Freud era a libido — a energia sexual — e sua manifestação e sublimação. Este foi seu alicerce teórico e deste alvo distanciaram-se tanto Adler quanto Jung. Em meus termos, a energia sexual é mais evidente na área afetiva, embora evidentemente tenha também um efeito nas outras duas.

Adler escolheu focalizar seu entendimento teórico no desejo de ter poder. Evidentemente, estava enfatizando a área de controle, a dimensão que trata do poder, da autoridade e da competição.

O conceito central de Jung é nossa relação com a natureza. Ele estava voltado para o misticismo e os arquétipos que evidenciam nossa continuidade com o Universo. Sua dimensão psicológica essencial era a introversão-extroversão, quase idêntica à dimensão de inclusão, dentro-fora.

Todos os três articularam maneiras de explicar os fenômenos nas duas outras áreas. Suas diferenças podem ser esclarecidas, considerando-se que uma das três era respectivamente mais importante que as outras: para Freud, o afeto; para Adler, o controle; para Jung, a inclusão.

NATUREZA-EU

Ofereço outra possibilidade teórica, tanto por seu interesse intrínseco, quanto para expandir a teoria, de modo a que englobe unidades maiores, como as pessoas na Natureza, da mesma forma como foi ampliada para poder comportar unidades menores, como o corpo.

Suponhamos que nos relacionemos com o mundo natural segundo as mesmas dimensões que regem nossos vínculos interpessoais. Como é então que nos relacionamos com a Natureza em termos da inclusão, do controle e do afeto?

As questões da inclusão dizem respeito à relação fundamental que existe entre eu e a Natureza. Quero incluir-me na Natureza? Quero viver ou morrer? Que papel desempenho na Natureza? Sou simplesmente um grão de poeira no Universo, ou estou em sintonia com o cosmos? Qual é minha importância, meu significado, meu compromisso com a vida? O quanto me é valioso permanecer no mundo natural? As instituições que criamos para tratar destes assuntos são denominadas de *Religião* e Misticismo.

Minha relação de controle com a Natureza envolve o estabelecimento de minha influência sobre as forças da Natureza e de minha dependência do mundo natural, para que possa sobreviver. Construo habitações para me proteger das intempéries e invento maneiras de modificar a Natureza, de extrair materiais da terra e de produzir calor, luz e alimentos. Para ter êxito nesta empreitada, devo compreender a Natureza, aprender a superar as dificuldades naturais e usar os recursos da Natureza. As instituições que criamos para lidar com estes problemas chamamos de *Ciência* e Engenharia.

A manifestação de meus sentimentos pela Natureza na área do afeto envolve conjugar expressões muito pessoais de união e harmonia (ou o oposto) aos fenômenos naturais. Por vezes, essa expressão é direta, como quando, sendo arquiteto, tento harmonizar estruturas a seus ambientes naturais ou, enquanto artista, expresso minha percepção de um cenário, ou, enquanto escultor, extraio materiais da terra e os moldo de um modo todo meu. Esta é uma relação unívoca, como o aspecto interpessoal da afetividade, e diversa do corpo da Ciência, que necessariamente é cumulativa. A essa manifestação individualista do ser institucionalizamos como *Arte*.

EU-TU

Se considerarmos os padrões sociais que determinamos para controlar nossas relações uns com os outros, nas áreas da inclusão, do controle e do afeto, deveremos encontrar as instituições culturais que surgiram para dar conta dessas três questões. A área da inclusão é a menos clara das três. As tentativas para discernir as instituições que nos permitiriam entrar em contato uns com os outros, evitar a solidão, experimentar a companhia do outro, são exemplificadas por organizações de homens e mulheres ("Clubes dos Homens" e "Clubes das Mulheres"), por grupos mistos, por grupos de encontro. Organizações como o Elks e o Rotary existem, permanecendo freqüentemente, por muito tempo, sem um objetivo específico. Os Shriners, por exemplo, mantiveram-se como instituição durante décadas, antes de terem escolhido dar apoio a hospitais como sua função grupal. Parece que escolheram uma atividade externa para justificar sua existência, o que então permitiu-lhes continuar satisfazendo seu desejo original de ficarem juntos.

As instituições sociais que criamos para nortear nossas relações na área do controle são muito mais elaboradas. A Política, a Economia e o Serviço Militar são instituições voltadas ao exercício e à distribuição de poder nas formas legal, financeira e marcial. É espantoso verificar o quanto as nossas instituições são mais desenvolvidas para enfrentar o controle do que as criadas para tratar da inclusão.

Os padrões sociais criados para controlar nossas relações na área afetiva centralizam-se em torno da instituição do casamento. O casamento consiste de um elaborado conjunto de convenções que especificam de que maneiras as relações afetivas de um casal devem ser configuradas. Devido a uma aparente inadequação deste padrão específico para acomodar todas as possibilidades humanas, acabaram por evoluir muitas alternativas além do casamento, e a instituição em si tem atravessado momentos difíceis. As tentativas para se lidar com o problema do afeto são exacerbadas pela lei que dificulta a alteração dos padrões aceitáveis de afeto. Nossa cultura só recentemente começou a admitir a legitimidade do afeto homossexual. A liberação provocada pelo movimento *gay* e as exigências de liberação legal para casamentos homossexuais têm focalizado mais atenção nestes assuntos.

Em resumo, nossa cultura tem criadas as instituições de grupos exclusivamente masculinos ou femininos, para lidar com a inclusão; tem instituída a economia, a política e o serviço militar para a questão do controle; e o casamento, para o afeto. As instituições criadas para lidar com a questão do controle e da afetividade heterossexual são as mais completamente elaboradas. As instituições para lidar com a afeição homossexual e com a inclusão são as menos desenvolvidas. Isto sugere onde estamos em nosso desenvolvimento como civilização e que tipos de instituições devemos criar, para que possamos prover as dimensões humanas básicas de instituições que as viabilizem.

2
APLICAÇÕES

> Não acho que os Estados Unidos estejam mostrando uma civilização bem-sucedida, nos últimos 40 ou 50 anos. Acho que este país está fadado a sucumbir diante de fracassos que só podem assumir proporções trágicas e gigantescas... Esta sociedade abriga as sementes de seus próprios horrores: ar irrespirável, água não-potável, fome... Não temos coisa alguma para ensinar ao mundo. Temos que confessar que não encontramos as respostas para os problemas que a sociedade humana vive nesta era moderna.
>
> — *George Kennan*[59]

São muito os sinais que mostram o reconhecimento crescente de que nossas instituições sociais, atualmente fundamentadas em princípios quase todos opostos aos que expusemos neste livro, não estão funcionando bem. Quando se trata das pessoas, tanto como indivíduos, quanto como grupos, nosso progresso tem sido mínimo porque nossas bases são instáveis. A divisão de pessoas em corpo e mente, a máscara social e a hipocrisia substituindo a honestidade, a confusão das massas em vez de responsabilidade e o consentimento de todos para esquivarem-se da autoconsciência, nos levaram enfim ao que, na melhor das hipóteses, se pode denominar de impasse e, na pior, de enfermidade terminal.

As taxas de desemprego não caem, a pesquisa sobre o câncer não tem êxito, a criminalidade aumenta, a expectativa de vida após a infância não melhora há anos, a Psicologia duvida de si mesma, as organizações não mudam. Passa a indignação causada por Watergate, leis significativas não são promulgadas, a corrupção corre solta. A indignação diante de assassinatos esmorece, não se fazem leis novas, o terrorismo e a frustração retomam seus lugares de destaque. Nada de fundamental está acontecendo. Nossas soluções superficiais, quer dizer, aquelas que não se voltam para mudanças nas pessoas, só provocam repetições.

"Os psicólogos sociais já souberam quem eram e para onde estavam indo... Novas e excitantes descobertas das pesquisas estavam sempre sendo relatadas e os avanços teóricos pareciam prometer progressos consideráveis em termos da compreensão do comportamento humano... Na última década... muitos psicólogos sociais parecem ter perdido não só sua fé no futuro de sua disciplina... como a maioria deles concorda que está em plena crise."[60]

"Apesar de gastos astronômicos na guerra contra o crime, a ilegalidade na América não está aparentando chances de redução consistente com os esforços dispendidos, pelo menos nos próximos cinco a dez anos, foi o que disse o diretor do programa federal de pesquisas contra o crime."[61]

"Este é um livro que descreve um fracasso nítido no desenvolvimento de organizações (DO). Essa experiência em DO parecia ter a seu favor todas as chances... mas o projeto fracassou... O livro de Argyris marcará época como o relato de um dos grandes fiascos de aplicação de Ciências Sociais, caso venha a desencadear uma reavaliação muito necessária dos fundamentos intelectuais e científicos no campo do DO. No entanto, este resultado otimista não está garantido porque as pessoas podem também ser caracterizadas como 'processos autolimitados, não passíveis de aprendizagem'... da mesma forma como Argyris alega que são as organizações."[62]

No setor da Medicina, vários livros e artigos (exemplificados pelo que se intitula: *The End of Medicine*[63] estão revelando as inadequações da profissão médica. A ineficácia do sistema penitenciário para detenção, tanto quanto para reabilitação, está sendo exposta (não coincidentemente exemplificada também pelo título paralelo de *The End of Imprisonment*[64]). As desigualdades das leis fiscais, o sistema judiciário sobrecarregado, atravancado e preconceituoso, o afastamento da religião, o lamentável nível de leitura dos secundaristas, as freqüentes paralisações no setor trabalhista sempre conturbado, e a conversão da excelência atlética num palco para escaramuças políticas e ganhos financeiros, são eventos que em toda parte se deparam com reações de profundo desânimo.

Não que estas situações sejam necessariamente piores do que antigamente, mas diante das revelações relativas a Watergate, a guerra do Vietnã, e os pecados da CIA-FBI, nossa consciência das deficiências de nossas instituições ficou muito mais aguda. Uma consciência intensificada é o legado das revoluções dos anos 60 e de seu esforço para pôr um fim à hipocrisia em todas as suas manifestações.

Os princípios da profunda simplicidade conferem uma base para a transformação das instituições segundo uma filosofia social consistente, que começa com a natureza do organismo humano e constrói a sociedade em torno disso. Estes princípios têm condições de efetivar a tão esperada evolução nas interações humanas, capaz de igualar-se aos avanços da tecnologia.

PRINCÍPIOS DE APLICAÇÃO

A seguir apresento os princípios da profunda simplicidade convertidos em guia de aplicação.

OBJETIVO

O objetivo de qualquer instituição social é a criação de condições sociais nas quais as pessoas possam sentir facilidade na determinação e na escolha de suas próprias vidas.
Este objetivo é alcançado removendo-se os obstáculos à autodeterminação e criando circunstâncias que incentivem a autoconsciência.

LIBERDADE

Permissão para qualquer ação executada por uma pessoa, com consciência do que está fazendo, e que não interfira na vida de outra pessoa.

ACORDO

Permissão para qualquer ação entre duas ou mais pessoas, feita conscientemente por todos os envolvidos, e que não seja impingida aos outros.
Minimizar o papel de determinantes externos, como lei, juízes ou promotores. Em última análise, quando todos estão plenamente conscientes, não há necessidade de leis. Todos os acontecimentos são acordos.

VERDADE

Dado que elimina a desonestidade, cria condições para facilitar a tomada de consciência.

Neste momento histórico, é em geral impraticável para alguém determinar o nível de honestidade de outra pessoa, como por exemplo vendedores ou profissionais de saúde. Uma instituição pode ajudar a garantir declarações feitas por essas pessoas como afirmações precisas; assim cada indivíduo não precisaria gastar muito tempo e energia determinando credenciais, experiência, qualidade do produto e assim por diante.

SIMPLICIDADE

Provê soluções profundamente simples para problemas que as pessoas optaram por resolver através de instituições.

Quando um problema (como uma situação no trânsito, ou um pagamento de benefício social) tem uma solução complexa, é porque não o entendemos muito bem ainda. As soluções profundamente simples aprofundam o entendimento do problema e liberam energia para outros setores da vida. Soluções simples são mais fáceis de entender, e portanto intensificam a autodeterminação, uma vez que as pessoas não precisam compreender coisas extremamente complexas, como as que existem atualmente, por exemplo, nas leis fiscais.

ESCOLHA

Cria condições nas quais as pessoas preferem achar mais fácil perceber que são elas que escolhem as próprias vidas.

Quando as pessoas não se permitem saber disso, bloqueiam-se de seguir sua autodeterminação.

OPÇÕES

Cria condições nas quais as pessoas escolhem achar fácil tornar-se conscientes de existirem opções.

Se eu não me permito saber que existem outras possibilidades, interrompo minha autodeterminação. A conscientização pode ser criada, por exemplo, por meio da educação, de determinados tipos de propaganda, de formas alternativas de Medicina.

130

AUTO-RESPONSABILIDADE

Recompensa à auto-responsabilidade.
Há um grande empecilho à autodeterminação quando a lei aceita um argumento de defesa como o seguinte: "Não fui responsável pelo que fiz. Estava apenas obedecendo a ordens". Isto estimula culpar os outros e tornar-se dependente, desencorajando a independência. (Quem escolheu obedecer a ordens?)

CONSCIENTIZAÇÃO

Recompensa à conscientização.
Quando a pessoa é isentada da responsabilidade porque "não sabia o que estava fazendo", a falta de consciência e o auto-engano são estimulados, e a conscientização é desestimulada. (Quem escolheu não estar consciente?)

TRANSIÇÃO

Garante um período de tempo mínimo para a alteração nas práticas sociais que permitem à pessoa inconsciente tornar-se consciente e realizar uma escolha deliberada.
O intervalo de tempo só existe com a finalidade de apoiar uma transição até a autodeterminação e só deve prevalecer por um período limitado de tempo. Se a pessoa inconsciente escolhe continuar inconsciente, o intervalo é interrompido.

Este princípio não decorre de modo lógico do que já foi apresentado até aqui, mas é introduzido agora porque quase todos nós não somos muitos honestos, não temos um nível muito alto de consciência e não percebemos que estamos escolhendo nossas próprias vidas.

Uma substituição imediata das práticas sociais vigentes ao lado de uma distorção das que aqui são descritas pode ser usada para justificar atos indesejáveis como a legalização de assassinatos e estupros e o abandono de vítimas de acidentes, pois todos os envolvidos seriam vistos como participantes voluntários.

Por isso, um método razoável para efetuar a transição deve ser objeto de uma consideração minuciosa. O fato de essa transição ser um aspecto importante enfatiza uma das principais finalidades das instituições sociais: dar tempo aos indivíduos para que estes se tornem conscientes, em seu próprio ritmo, de suas escolhas inconscientes. Uma função institucional igualmente importante é o apoio prestado à autodeterminação. Estas duas finalidades demandam um equilíbrio delicado e sensível que se manifesta em um prolongamento do tempo — intervalo mínimo necessário para dar incentivo à autodeterminação.

Esse equilíbrio é a pedra angular da filosofia política. Uma diferença tradicional entre os dois partidos políticos americanos pode ser esclarecida através deste conceito.

A tradição democrática tem sido a de usar o governo para apoiar aqueles segmentos da sociedade que são pobres, desfavorecidos, ou aparentemente incapazes de ajudarem a si mesmos. Os democratas estão constantemente vulneráveis à crítica de que gastam dinheiro demais.

Teoricamente, os republicanos incidem seu foco num "governo mais limitado, cuja responsabilidade primária consiste em preservar tão íntegras quanto possível a liberdade individual e a autoconfiança".[65] O modo como os republicanos vêm concretamente agindo pelos ditames destes princípios, aos olhos de um de seus próprios líderes, levou-os a serem "considerados popularmente como rudes, indiferentes, cruéis e insensíveis".

Em parte, estas críticas estão corretas. Os democratas entendem a necessidade de dar apoio a pessoas que não estão escolhendo apoiarem a si mesmas. Mas os democratas não percebem com nitidez suficiente que esse apoio, para que possa ser válido, deve ser exercido por um período limitado. Exceder o limite de tempo indica que suas providências não estão apoiando a autodeterminação individual: estão de fato incentivando a dependência individual. Portanto, o governo continua gastando e o orçamento federal fica avariado.

Por sua vez, os republicanos apreciam o resultado final da autoconfiança, mas não são suficientemente sensíveis para o fato de muitas pessoas não terem se permitido orientar nessa direção. Seus programas não garantem apoio suficiente para essas pessoas se alinharem e passarem a trilhar o caminho da autoconfiança. Neste sentido, são insensíveis e, por isto, suas propostas políticas são geralmente indiferentes e cruéis.

Estes dilemas são solucionados quando uma instituição escolhe apoiar aquelas pessoas que não estão se permitindo tomar consciência, dando-lhes tempo para que passem a perceber o que se passa, enquanto simultaneamente tornam claro (dando informações e propondo o conhecimento de opções) que esse apoio é temporário e tem a finalidade exclusiva de facilitar o caminho até a autodeterminação.

Neste sentido, a aplicação da transição evita tanto a crítica da prodigalidade democrática e seu paternalismo, quanto a crítica da

132

indiferença e da crueldade republicanas. Este lapso de tempo e apoio representam o caminho para a transição entre nossa atual situação e aquela almejada, quando os princípios da profunda simplicidade vigorarem.

Em muitas instituições sociais, como a medicina e a educação, por exemplo, estes princípios de aplicação conferem apoio teórico a tendências já existentes. Em outras áreas, principalmente o Direito e o Atletismo, eles sugerem algumas inovações radicais, embora não totalmente inéditas. Passarei agora a apresentar algumas sugestões específicas para as várias mudanças institucionais deriváveis dos princípios acima referidos.

DIREITO

As instituições sociais premiam a inconsciência. Se não estou ciente de que me faço doente, recebo atestado médico abonando minhas faltas e sou pago pelo serviço de atendimento de saúde do governo. Se estou ciente de que me torno doente, mantenho-me saudável e trabalho mais. Se não estou ciente de que contribuo com o sistema sendo uma vítima, recebo os benefícios da lei e a simpatia da sociedade. Se estou consciente, não me permito ser vitimado, ou admito a minha anuência e rejeito as gratificações secundárias. Se não estou consciente de escolher a pobreza, recebo assistência social. Se estou consciente, torno-a minha escolha. A sociedade recompensa o mal, a vítima e o indigente.

No mundo ocidental, quanto mais insidiosa a enfermidade, mais rico o médico. Os hospitais vão à falência se seus leitos não forem ocupados, ou se os pacientes não ficarem internados tempo suficiente. A maior tragédia econômica que poderia se abater sobre a Medicina ocidental seria todos os seus cidadãos se tornarem saudáveis.

No Oriente, os antigos acupunturistas eram pagos quando seus pacientes estavam bem. Eles examinavam e equilibravam o paciente no início de cada estação do ano, quatro vezes por ano. Eram pagos enquanto estivessem bem os pacientes que atendiam. Se o paciente ficasse doente, o acupunturista custearia os gastos do paciente e de sua família enquanto durasse a enfermidade. Para os acupunturistas, o melhor período profissional ocorria quando todos os pacientes permaneciam saudáveis.

Poderíamos estruturar nossos programas sociais de modo a recompensar as forças favoráveis à vida, como saúde, independência, auto-suficiência, e não as forças opostas. Se a conscientização fosse recompensada, ficaria mais difícil para as pessoas, em sua maioria, permanecerem inconscientes. Se não recebo qualquer manifestação de apoio social ou de simpatia por me tornar uma vítima, devo me contentar com essa reação, ou tornar-me mais consciente de minha contribuição para o meu estado de vítima. Mas e se eu escolher não tomar consciência? Não terei o direito de continuar na inconsciência, se assim o decidir? Evidentemente, tenho o direito de ser inconsciente, mas não tenho o direito de exigir recompensas da sociedade por ter optado pela inconsciência.

E quanto à situação em que uma pessoa é prejudicada por outra, fisicamente espancada, ou roubada? Qual é a responsabilidade do agressor? Não há um "pensamento correto", uma moralidade certa? Sim, suspeito que existam. O problema é: como é que se faz para determiná-los?

Comecemos do princípio. Uma pessoa forte dá um soco numa pessoa fraca. Ambas consentiram, em algum nível de suas consciências, para que este evento se desencadeasse. Suponhamos que eu seja o fraco, e então não gostei do que aconteceu. Não me permiti tomar consciência da parte que em mim consentiu com o desencadear dessa surra que levei. Se me permitir tomar consciência dessa minha parte, posso perceber que me sinto culpado em relação a algum evento anterior de minha vida, e que meu masoquismo embutido me faz provocar brigões. Posso descobrir que meu irmão mais fraco recebeu toda a atenção e que eu quis eliciar simpatia, do mesmo jeito que ele, colocando-me numa situação em que sou agredido. Ao me tornar consciente, posso decidir que não desejo mais ser surrado e posso parar de provocar, posso aprender judô, posso evitar brigões, posso me tornar amigo deles, ou contratar os serviços profissionais de um guarda-costas.

Se ainda não estou sintonizado com aquela parte em mim que quis ser agredida e se, conscientemente, soubesse que preferiria evitá-la, poderia apelar a terceiros, à lei talvez, para impedir que novamente acontecesse uma briga, até eu estar plenamente consciente e disposto a enfrentar a situação por mim mesmo. Invoco o princípio da transição.

A função da lei é impedir-me de compactuar, num nível do qual não tenho consciência, com alguém na realização de alguma atividade na qual não participaria voluntariamente, caso eu estivesse absolutamente consciente. Assassinatos, roubos, estupros são alguns exemplos óbvios.

As pessoas mais fortes podem estar muito satisfeitas com a situação e não se sentirem motivadas a mudar sua conduta. Mas este não é o "modo certo de pensar". Não existiria alguma moralidade que devesse vir do íntimo da pessoa para governar seu comportamento? Talvez, mas como é que determinamos o pensamento correto? Se o julgamento quanto ao que é o pensamento correto é subjetivo, permanece o problema. Hitler tinha explicações estupendas para suas atitudes.

Uma solução melhor é aderir ao princípio da auto-responsabilidade e evitar a trilha da moralidade absoluta. Se você, como mais forte, percebe que outras pessoas não se associam a você, não o aprovam, não votam em você, não preferem sua loja, não contratam seus serviços, porque você esmurra os mais fracos, talvez você mude de comportamento. Se você descobrir que alguém revida seus golpes, você também pode mudar sua conduta, de um jeito ou de outro. Se você percebe que a maioria das pessoas, a sociedade, decidiu que seu comportamento deve fazer com que você seja detido, talvez você se sinta afetado. Aí, você se vê diante das conseqüências de suas atitudes e, provavelmente, então, você fará uma nova escolha. Tudo isso ocorre sem a necessidade de um código externo de moralidade.

Algumas das reações das outras pessoas a você, como aquele que é mais forte, poderão ajudá-lo a tornar-se mais consciente. Você poderá descobrir uma antiga frustração por ter sido incapaz de lutar com seu pai, coisa que está então despejando sobre uma pessoa mais fraca. Você poderia descobrir um sentimento de inadequação sexual, que está tentando compensar com essa conduta de "machão". Pode ser que perceba um antigo ciúme de um irmão ou irmã, que tinha mais atenção dos parentes do que você. Quanto mais você fica consciente, mais largo o leque de opções para sua próxima atuação social.

Ao mesmo tempo, você está desenvolvendo uma percepção de si mesmo e do tipo de pessoa que você quer ser. Uma vez que seu autoconceito é sua escolha, você pode decidir ser qualquer tipo de pessoa que quiser. O autoconceito se torna a alternativa ao código de moral. Você pode, por exemplo, decidir que quer ser uma pessoa reflexiva, prestativa, não-violenta. Criar um comportamento consistente com essa imagem é um elemento fortemente determinador de suas atitudes. É típico que este dinamismo interno seja mais eficiente que um código social de moralidade porque você terá gerado a imagem desejada, como resultado de sua própria experiência pessoal, tendo escolhido conformar-se a ela. Ela não terá sido imposta de fora.

A função da nova sociedade é deixar clara a auto-responsabilidade, ajudar a pessoa a se tornar mais consciente de si mesma e decidir quais regras a sociedade quer implantar para adiar determinados comportamentos e fornecer a "cúmplices" inconscientes por um determinado intervalo de tempo, para que se tornem mais perceptivos a seu próprio respeito.

Para que as leis possam ser feitas de modo a gratificar a consciência ao invés da inconsciência, deverão ser gradualmente modificadas, a fim de dar aos outros uma oportunidade de compreenderem a nova perspectiva. Abono de falta por motivo de saúde, por exemplo, é um procedimento que recompensa a inconsciência, pois às vezes gratifica a enfermidade, dando à pessoa um dia de folga. Isto poderia ser aos poucos modificado, diminuindo-se os dias de abono de faltas justificadas e aumentando-se os dias de férias, digamos, ao ritmo de um por ano, para dar às pessoas oportunidade de se ajustarem. As pessoas serão então recompensadas por permanecerem saudáveis, e não por adoecerem.

O ÚNICO CRIME

Existe somente um crime: criar condições que tornem mais difíceis de alcançar as opções desejadas pelas pessoas. O crime é simplesmente o prosseguimento de uma interação desagradável, assim como o câncer é um processo de uma tensão crônica. Se eu crio condições que você escolhe achar que são difíceis, você não irá gostar de mim, irá me evitar, irá brigar comigo, irá usar algumas palavras para tentar tirar-me da situação, mudará sua forma de reagir a minhas atitudes, tentará me deter.

Esta definição de crime apóia a oposição aos crimes sem vítimas. Os crimes contra si mesmo são absurdos. Se as pessoas são responsáveis por si, então, só a arrogância levaria o governo a decidir o que é para o bem das pessoas, e estas estariam se enganando ao aceitarem tal situação. Se não quero usar cinto de segurança no carro ou um capacete quando ando de motocicleta, é meu problema. O problema do Estado é decidir o que fará se eu chegar realmente a me machucar. Se eu for acidentado porque não usava o cinto de segurança e pedir ao Estado que pague minhas despesas de saúde, então o Estado terá todo o direito de se recusar. Se eu arrisco minha saúde, sou responsável também por arcar com as conseqüências desse risco que decidi correr. Posso desejar fazer um trato com o Estado. Se o Estado pagar minha conta do médico, passarei a usar o cinto de segurança. Isto é perfeitamente legítimo, desde que os dois lados concordem. Qualquer acordo entre duas pessoas ou grupos que não atinja ninguém mais é uma situação legítima. É o mesmo que qualquer ação executada por uma pessoa que não afete terceiros.

John Stuart Mill manifestou um princípio semelhante:
O princípio é o seguinte: a única finalidade pela qual a humanidade, seja individual, seja coletivamente, pode legitimamente interferir

138

na liberdade de ação de qualquer um de seus membros é a da autoproteção. Quer dizer, o único objetivo em nome do qual o poder pode ser legitimamente exercido sobre qualquer membro de uma comunidade civilizada, contra a sua vontade, é para que se impeça assim que ele cause danos a terceiros.

Seu próprio bem, físico ou moral, não é garantia suficiente. Ele não pode legitimamente ser forçado a agir ou a abster-se porque isto o tornará mais feliz ou porque, na opinião de outros, proceder assim seria prudente ou até correto.

Estas são boas razões para argumentar com ele, persuadi-lo, distraí-lo, mas não para obrigá-lo ou causar-lhe mal, caso ele proceda diversamente. Para que essa atitude seja justificada, deve-se prever que a conduta a ser contida possa produzir mal a terceiros.[67]

Sempre que você criar condições as quais eu acredito que estão me limitando, podemos tentar resolver a situação entre nós dois. A maior parte das vezes podemos resolver nossas diferenças. Se não o conseguirmos, então poderemos solicitar alguém de fora para atuar como mediador. Pode ser um funcionário público como um juiz, ou simplesmente uma pessoa que satisfaça aos critérios de ambos, alguém em quem os dois confiem, alguém como um conselheiro. Este é preferível ao juiz. Se as decisões tomadas pelas pessoas afetarem apenas a elas próprias, estas interferirão ao mínimo na sociedade e estimularão a responsabilidade pessoal ao máximo. Se não me faço bem representar, não obterei o que desejo. Portanto, sou motivado a me defender bem.

Num experimento conduzido em Tucson,[68] os promotores públicos tentaram usar esta abordagem. A vítima de um determinado crime (grave) e o criminoso (primário) eram levados juntos a uma conversa com um mediador legal. Apresentavam suas versões do acontecido e negociavam os termos do que deveria ser feito. Se concordassem, o caso não iria até a justiça.*

Um rapaz roubou um aparelho de TV em cores. Na sua reunião para deliberação do acordo, ele ficou sabendo que sua vítima era uma senhora inválida e idosa, para quem ver TV era o principal passatempo e o sentido de sua vida. Ele compreendeu que não tinha apenas roubado uma TV, mas que tinha materialmente afetado a qualidade de vida da senhora. O resultado desta negociação foi que, além de lhe devolver a TV, ele concordou em lhe pintar a casa, aparar a grama de seu quintal e levá-la de carro a consultas semanais de controle médico. Num outro caso, a vítima, uma pessoa materialmente

---

* A recente institucionalização, no Brasil, dos Tribunais das Pequenas Causas, formalizada para dar conta de desavenças negociáveis diretamente entre as partes, representa um início promissor para o debate de situações mais graves, e que exijam mais responsabilidade dos envolvidos. (N.T.)

favorecida, forneceu a seu assaltante uma bolsa de 10.000 dólares para que ele pudesse cursar a Faculdade de Medicina.

Depois de instaurado há um ano, o programa só não conseguiu resolver nove casos em 204 aceitos (96%). O custo da resolução, em cada caso, foi um quinto mais barato que o custo de um caso atendido normalmente por crime grave (304 dólares contra 1.566 dólares).

Está aí uma técnica simples que exige honestidade e muita conscientização — tarefas estas do mediador — e que enfatiza o fato de a responsabilidade por uma ação ser essencialmente prerrogativa dos que participam do ato, e não de um estranho desinteressado e em geral indiferente, ou seja, o juiz.

QUALIFICAÇÃO PROFISSIONAL

> A concessão de licenças não tem se provado um instrumento eficaz para garantir qualidade aos programas. Além disso, a tentativa de regular ou controlar a qualidade do programa, por meio de concessões de diplomas e licenças para se exercer as profissões, pode causar no geral mais danos do que benefícios, na medida em que criam barreiras à implementação de serviços necessários.
>
> *Comitê, Assembléia da Califórnia*[69]

Mentir é criar condições nas quais acho difícil atuar, isto é, escolher uma opção válida. Da mesma forma como minhas mentiras me colocam diante de sérias dificuldades, também as mentiras que você cria me afetam. Outros dados terminam por não se encaixar e gasto energia extra para harmonizá-los, da mesma forma como alimentar-me com produtos não compatíveis com meu corpo significa que meu corpo gasta energia extra para se integrar àquele alimento. A maior parte deverá ser eliminada; pouco será usado. O mesmo acontece com sua vida. Uma lei contra a desonestidade prestaria um grande serviço ao público e teria então um papel adequado, enquanto lei.

A concessão de licenças para se exercer uma profissão não tem sido uma atividade notoriamente bem-sucedida. Muitas pessoas que têm licença legal para trabalhar são incompetentes e muitas pessoas sem diplomas estão entre as mais capacitadas. Vários setores profissionais operam com critérios gritantemente equívocos de excelência, e a criação de uma junta de profissionais para decidir o que ainda não é cientificamente passível de decisão, como êxitos psicoterapêuticos por exemplo, convida à invasão política. A concessão de diplomas torna-se um veículo para que um grupo especial delimite para si uma área, excluindo a possibilidade de pessoas de fora competirem economicamente nesta área.

Ademais, a concessão de diplomas de qualificação profissional é inconsistente com os princípios da verdade e da escolha. Permitir a um grupo provedor de diplomas a decisão de quem pode exercer uma profissão e de quem pode ser consumidor, tendo o direito de se beneficiar de tais serviços, é uma atitude que esvazia o direito do consumidor e não enfatiza o suficiente a importância da honestidade e da tomada de consciência na relação profissional-consumidor, ênfase essa que pode ser reforçada por leis.

Recentemente, foram feitas tentativas em alguns estados (dos EUA) para que se introduzam exposições completas, em lugar de concessão de diplomas. Descreverei uma versão de uma dessas leis de exposição completa, a qual é consistente com os princípios da profunda simplicidade.

Todas as pessoas que oferecem serviços destinados a auxiliar a condição humana, tanto pelo alívio de bloqueios, como é o caso da psicoterapia, quanto ajudando o consumidor a pôr em prática uma maior parcela de seu potencial por meio de trabalho corporal, mental, psicológico, educacional, ou de alguma atividade espiritual, poderiam ser solicitadas a fornecer aos clientes em potencial uma exposição completa de todas as informações relevantes à sua competência como profissionais. Nestas se incluiriam a formação educacional do clínico, seu treinamento, sua filosofia, seus honorários, as organizações profissionais às quais pertencem, os prêmios ou bolsas que tiverem conquistado e mais quaisquer coisas que os profissionais julguem pertinentes. A instituição do governo estadual encarregada de fazer cumprir essa lei teria preparado um formulário para a apresentação dessas informações e exigiria que as mesmas fossem colocadas em local de visível acesso ao público, nas instalações onde se realiza o trabalho, além de um exemplar estar disponível a cada possível interessado. O grupo responsável por fazer cumprir essa lei receberia um exemplar dos dados do clínico, juntamente com documentos comprovadores, e daria um visto que comprovasse a veracidade do material examinado, sem porém avaliá-lo.

O papel da lei é simplesmente constatar a mentira, não usurpar a escolha dos consumidores. A lei assume esse papel porque, enquanto questão de nível prático, cada consumidor levaria tempo demais para verificar todas as declarações prestadas por qualquer profissional em potencial.

Uma vez que todas as provas de qualificação profissional são inequívocas — todos sabem quais foram seu curso e seu treinamen-

142

to prático —, existiriam apenas dois motivos para imprecisões: não estar a par da lei, ou mentir deliberadamente. Seria obrigação da lei e dos que a fazem cumprir dar oportunidade a todos os profissionais de se informarem sobre a mesma. Isto poderia ser realizado por meio da publicação da lei através dos meios de comunicação de massa, por meio da remessa dirigida para grupos especialmente relevantes, e também pela concessão de tempo suficiente, digamos, um ano, para que todos possam ser informados. Passaria a ser escolha dos profissionais estarem informados ou não.

Depois que isto tivesse sido executado, todas as transgressões seriam deliberadas e premeditadas. Uma vez que o propósito da lei seria coibir a mentira, as punições teriam como finalidade bloquear inescrupulosos e deveriam ser severas, digamos, condenando infratores a um ou mais anos de prisão.

Depois de solto, eu não tentaria ainda impedir este clínico faltoso de trabalhar. O primário pode continuar divulgando seus serviços e tendo clientes, como antes. A única diferença é que, de agora em diante, ele deve forçosamente incluir na exposição completa de seus dados profissionais, o fato de ter passado um ano na cadeia por ter mentido sobre suas qualificações.

Não há necessidade de o Estado decidir o que não é possível ser decidido, ou seja, quem é competente. Não há necessidade de o Estado determinar que conduta é antiética, pois geralmente esta é uma decisão muito tendenciosa à conformidade. A pessoa ter sido ou não graduada por uma certa instituição, no ano tal; a pessoa ter ou não obtido um grau de qualificação em certa área de especialização; a pessoa ter passado em certos exames ou ter recomendações de outras, são todas decisões simples de serem determinadas por uma junta.

De acordo com a situação vigente, confio no Estado para me dizer quem é competente, submeto-me passivamente a um profissional e, se eu não gostar do que ele faz, movo uma ação por prática inadequada. Meu papel é muito inerte e infantil. Se eu, enquanto cliente, sei que sou responsável pela escolha de um conselheiro, é provável assumir uma postura mais responsável. Em muitos casos, o próprio ato de ser responsável terá um efeito terapêutico.

Neste sentido, escolha e verdade substituem a fraude e a imagem. A concessão de diplomas não protege o público. Não exclui incompetentes. Não incentiva a inovação. Ridiculariza. A exposição completa trata tanto o profissional quanto o cliente como adultos responsáveis e altera o papel da lei para instância determinadora da verdade, função esta que pode perfeitamente desempenhar em favor de seus protegidos.

REFORMA PENITENCIÁRIA

O sistema penitenciário vem ultimamente sendo objeto de muitas investigações e críticas. O debate em torno da função precípua da prisão ser a reabilitação ou a punição tem desencadeado exigências de reestruturação no sistema como um todo. A abordagem que apresento sugere algumas idéias para essa reforma no sistema penitenciário, tendo em vista sua capacidade reabilitadora.

A auto-responsabilidade é a chave para a reabilitação e para que uma instituição penal funcione. Como mencionamos anteriormente, a futilidade de tentar dirigir uma organização sem o consentimento dos detentos é fato incontestável. Conduzir uma prisão como estrutura autoritária certamente não serve ao objetivo de ensinar àquelas pessoas como serem responsáveis por si próprias.

Em 1840, quando Alexander Maconochie tornou-se diretor do presídio de Norfolk Island, na Austrália, introduziu um sistema em que os detentos tinham a incumbência de ajudar a própria polícia e também de conseguir sua soltura, trabalhando e ganhando pontos. Dos 1450 detentos soltos depois de cumpridas as exigências deste sistema, menos de 3% foram novamente condenados por algum outro crime. Mais de um século depois, em 1968, Thomas Murton, superintendente da Penitenciária Estadual do Arkansas, propôs um sistema democrático participativo no qual os detentos teriam a responsabilidade de tomar decisões importantes relativas a suas vidas, arriscando-se a um fracasso real, caso decidissem errado. Instituiu um conselho de presidiários e um comitê disciplinar eleito pelos presos. Depois, Murton planejou abolir seu poder de veto sobre as decisões dos internos, mas foi demitido antes que tivesse tido a oportunidade de implantar essa inovação.

As aplicações da abordagem apresentada não são idênticas à permissividade. Pelo contrário, o conceito de "ajuda", acima descrito, exige que, para ser o mais eficaz possível, os funcionários da prisão devam conhecer a diferença dos momentos em que precisam ser duros ou em que podem ceder. Um homem que passou dezessete anos encarcerado expressou isto muito bem. Tom[70] era sarcástico diante de esforços que se faziam para sua reabilitação. Seu pai imigrante não conseguia organizar a própria sobrevivência e sua mãe entrava e saía de instituições psiquiátricas. Os assistentes sociais diziam apenas isto: "Coitado, mas é essa desgraça toda mesmo?" Tudo isso, segundo seu depoimento, só fazia reforçar suas fraquezas.

Passou a integrar a "Delancey Street", uma organização que funcionava, neste sentido, segundo parâmetros semelhantes aos princípios da profunda simplicidade. Foi-lhe repetidamente dito que era

144

um "bundão" e que estava mais que na hora de fazer alguma coisa para mudar a si mesmo. Isso funcionou com ele. Sentir pena de criminosos e desculpar seu comportamento porque seus antecedentes pessoais são deploráveis não é a resposta para o problema, convenceu-se Tom. "Devemos colocar a responsabilidade nos ombros da pessoa. A sociedade deve nos dar chutes no traseiro quando precisarmos, e depois dizer: — Vamos dar-lhe uma habilitação com a qual você possa sobreviver e ajudá-lo a ter um emprego se você quiser. E se não quiser, vá para o inferno."

Esta é uma eloqüente declaração sobre o que faria a sociedade de melhor para ajudar os criminosos: permitir que percebam que estão escolhendo suas próprias vidas e facilitar-lhes optar por vidas adaptadas. Se não reagirem a esta abordagem, a sociedade assume que estão escolhendo dependerem da sociedade e que esta pode fazer com eles o que bem entender. Removê-los de seu seio é uma das possibilidades.

O conceito de prisão, quer dizer, um local em que todos os condenados ficam juntos, também é muito questionável.

Quando os músicos vão para Aspen no verão, emerge seu lado mais musical. Hordas de pessoas partilham de seu interesse por piano ou composição musical. Os aspectos compartilhados de suas vidas são reforçados.

Quando os criminosos são colocados numa prisão, falam e pensam muito sobre crimes. Discutem a vida de criminosos, estratégias criminosas, meios de burlar a lei. Também estão imersos nas coisas que têm em comum, dentro de seu submundo.

A televisão funciona como uma sociedade gigante. Aquilo que estiver na tela, especialmente se for novo, deve ser o que todos estão fazendo. Se eu não tivesse visto programas, filmes e peças de teatro sobre crime, duvido que pudesse ter tido alguma experiência substancial com crime em toda minha vida. As variedades de crime e os diversos meios de realizá-los dificilmente teriam penetrado em minha mente. Eu teria me ocupado preferencialmente de minha própria vida e experiências.

A rede ABC apresentou certa vez um especial de duas horas sobre os Jogos Olímpicos. Desde 1896, os jogos modernos têm sido palco de alguns dos maiores momentos da humanidade, momentos de elevadas realizações do corpo, mente e espírito humano. Novas marcas são atingidas em velocidade, força, elegância, agilidade, flexibilidade, vigor e coragem. Contudo, uma quarta parte do programa da ABC foi dedicada inteiramente aos meandros da política esportiva; outra quarta parte aos terroristas de 1972. A mensagem implícita está gritante: a tragédia é mais importante, ou seja, é melhor notícia que a realização de potenciais. Pena.

Quando um evento é veiculado na mídia, implica que é importante. As pessoas que têm problemas de inclusão, ou seja, pessoas que têm dificuldade para saber o que é importante, recebem um conjunto de parâmetros pelos meios de comunicação de massa: assassinatos são importantes. Guerras, seqüestros, incêndios, acidentes de avião, terroristas, seqüestro de crianças, greves e crimes. Não é importante um grupo de encontro em que duas pessoas renascem e cujas vidas serão para sempre diferentes daí em diante, mudadas para melhor; não é importante um casal que aprende a viver feliz; não é importante o homem que descobre seu corpo: como movê-lo, como ter com ele mais prazer. Se quero estar "por dentro", se quero participar da borbulhante e esfuziante conversa do coquetel, devo me interessar pelos acontecimentos que são manchete na TV.

O que se deveria fazer para que estes fenômenos acentuassem aspectos mais proveitosos da vida? Encher os meios de comunicação de massa de opções, especialmente daquelas opções que pareçam conduzir mais diretamente ao crescimento. Desenvolver programas para criminosos que envolvam sua convivência com não-criminosos. Colocar pacientes internados, por motivos de saúde física ou mental, em situações comunitárias, ou pelo menos colocá-los juntos, para que possam se expor a maneiras alternativas de enfrentar a vida.

Deste modo, outros aspectos de detentos, afora os criminais, podem ter apoio explícito. Da mesma forma como pressupor que a responsabilidade dos participantes de grupos de encontro irá fortalecê-los e que portanto é ideal incentivá-la, pressupor também traços não-criminosos em criminosos e incentivá-los eliciará os aspectos fortes de suas personalidades.

A reforma penitenciária, então, inclui criarem-se condições nas quais os detentos achem mais fácil desenvolver seu lado não-criminoso. Isto inclui criarem-se condições que facilitem a transição para esse estado.

MEDICINA

O corpo é que é o herói, não a Ciência, não os antibióticos... não as máquinas nem novos dispositivos... A tarefa do médico hoje continua sendo a mesma, ajudar o corpo a fazer o que aprendeu tão bem a realizar por si, através de sua luta incessante pela sobrevivência: curar-se. É o corpo, e não o medicamento, que é herói.

— *R. Glasser*, médico[72]

Se a Medicina seguisse os princípios da profunda simplicidade, seu novo lema seria: "Paciente, cura-te a ti mesmo".

O modelo médico baseia-se no pressuposto de que o especialista, o médico, conhece enfermidades e que o paciente, não. Portanto, o médico é responsável pelo paciente, o que significa que o médico está com o poder nesse relacionamento. O modelo médico assume também que a doença não tem relação com o paciente. A doença obedece a determinadas leis como a teoria dos micróbios, o acúmulo de colesterol, o aumento da pressão sangüínea. Os médicos sabem estas coisas, supõe-se, e os leigos não.

O absurdo destes pressupostos levou a uma abordagem distorcida das doenças. A abordagem médica assume que eu, paciente, ando aos trambolhões pela vida, sem praticamente vínculo com minha saúde, minhas enfermidades ou minhas lesões. O adoecimento acontece porque sou "vítima" de corpos estranhos como vírus, bactérias e micróbios, que aparecem, causando epidemias. Se eu me tornarei ou não doente dependerá dos caprichos ou da volubilidade da Natureza. O mero acaso coloca vírus e bactérias no ar que respiro, no alimento que ingiro, na água que bebo. Talvez um mínimo de responsabilidade me seja outorgado, se eu deixar de seguir as instruções do médico ou não usar minhas galochas, se me sentar num lugar úmido, ou trabalhar exageradamente. Mesmo essas contribuições pessoais se tornam, porém, insignificantes quando se constata quantas pessoas saudáveis desobedecem às ordens do médico, jamais calçam galochas, e se sentam em lugares congelantemente úmidos, além de trabalharem bastante. Depois de contrair uma moléstia sem ter a mínima culpa por isso, me livro dela através de agentes externos desvinculados de mim mesmo. Vou a um médico que me diz o que está errado e qual o remédio que devo tomar, ou qual operação preciso fazer, a fim de me livrar do transtorno. Se eu ficar bom, é porque tenho um bom médico, a droga e a operação são eficazes. Minha única contribuição é ser um obediente seguidor das ordens do médico. Ou, talvez, por causa de um "acidente" genético, tenho uma constituição saudável que pode contribuir para minha recuperação.

Se essa idéia fictícia do paciente inerte fosse abandonada, toda a Medicina seria modificada. Segue-se o cenário inverso.

Sou responsável por contrair enfermidades e sou o único que pode curar. Vírus e coisas do gênero estão constantemente presentes dentro e fora de meu corpo. Não são meus inimigos. Em si mesmos, não são nocivos. Pelo contrário, fazem parte do equilíbrio da Natureza e têm um indiscutível papel positivo. Compõem a Natureza de seu meio ambiente. Se as bactérias existem num corpo saudável, são úteis para a manutenção de uma função existente, como, por exemplo, a colaboração no processo digestivo. Se estiverem num ambiente tóxico, tornam-se tóxicas e estimulam o processo tóxico. A suposta declaração de Pasteur, em seu leito de morte, datada de 1895, reflete sua percepção desse fato: "Bernard estava certo. O micróbio não é nada, o terreno é que é tudo".[73]

Se, num determinado nível de minha consciência, decido ficar doente, irei enfraquecer meu corpo e deixar de eliminar toxinas, criando assim um ambiente tóxico, próprio para o desenvolvimento de vírus. Detenho o funcionamento do sistema imunológico, permito a invasão de entidades estranhas e fico doente.[72] As decisões relativas às enfermidades são tomadas ao longo de minha vida, conforme meu organismo se desenvolve. Se desde cedo resolvo ser saudável, vou desenvolvendo meu organismo para que combata qualquer condição que o leve a uma enfermidade. Se acho a moléstia algo funcional, tanto crônica quanto esporadicamente, irei desenvolver meu corpo correspondentemente. Nem sempre me permito saber que estou escolhendo ficar doente. Nem sempre estou ciente ou alerta de que estou escolhendo. Algumas situações exigem mais resistência que outras e, às vezes, eu não me deixo saber como resistir a uma determinada situação.

Também me curo. Dentro de meu corpo está o conhecimento e existe a capacidade de autocura. O máximo que preciso fazer é escolher, num nível certo de consciência, ficar bem e aprender mais e mais a respeito de meu corpo/mente. Tendo repouso e sendo movido por um desejo límpido de ter saúde, meu corpo superará qualquer dano que lhe tenha sido infligido. Se a lesão for muito extensa, as razões para a mesma estarão profundamente enraizadas em meu ser; precisarei descobrir então por que decidi ficar doente, como é que agora me beneficio disto, e como mudar essa situação. Isto pode ser feito com o auxílio de muitos dos métodos pró-potencial humano.[7]

Por meio de um trabalho com o corpo/mente, curo a mim mesmo. Drogas impostas de fora simplesmente suprimem os sintomas, sem curar. A aspirina alivia a "dor" de uma cefaléia, a penicilina reduz os "sintomas" de uma pneumonia. A condição tóxica, contudo, desencadeadora da doença, prossegue e se acresce de uma incumbência para o corpo executar, que é metabolizar a droga ingerida.

Se essa visão de doença for aceita — a visão segundo a qual sou responsável por contrair uma doença e responsável por curar-me —, então a ênfase do médico recairá nas condições que puder criar, diante das quais decidirei tornar-me consciente da verdadeira natureza da doença, ver que escolhi ficar enfermo e tornar-me consciente de desejar ou não recuperar minha saúde. Se quero ficar bem, posso querer que o médico me ensine técnicas para descobrir a origem da enfermidade e para me curar. Quando a cura é efetuada deste modo, a causa da doença é realmente eliminada. É mais do que a supressão dos sintomas.

Provavelmente a ilustração mais dramática da aplicação prática desta perspectiva à Medicina esteja no trabalho dos Simontons.[4] Começando com 110 pacientes de câncer, no estágio IV — os declarados "incuráveis", em fase terminal, por médicos especialistas —, portadores de metástases (ou seja, câncer em mais de um ponto do corpo), e cuja projeção de vida alcançava no máximo 6 a 12 meses, os Simontons submeteram-nos a um regime completo. Os pacientes freqüentavam sessões de terapia em grupo regularmente, cujo tema de discussão era a responsabilidade por terem contraído e mantido seu câncer. Mantinham a radiação e a quimioterapia, embora alguns pacientes voluntariamente as interrompessem após um certo tempo. Os pacientes faziam um breve exercício de fantasia dirigida, na qual visualizavam as células cancerosas, depois visualizavam as células brancas do sangue destruindo-as, e depois visualizavam as células do tecido restaurado, após a batalha. Geralmente faziam isso duas vezes por dia.

149

Após dois anos, 81% de seus pacientes ainda estavam vivos, 40% estavam em remissão ou completamente livres de sintomas de câncer, e 35% tinham detido completamente os sintomas. Estes resultados notáveis devem-se ao fato de os pacientes assumirem responsabilidade por suas próprias curas. O papel do médico é ajudar o paciente a entender como e por que se permitiu contrair aquela enfermidade, dotando-o de técnicas para lidar com o problema por si mesmo. Essa filosofia médica também pressupõe que o câncer é uma doença do organismo total — corpo, mente e espírito — que deve ser entendido como um estilo vigente de vida, mais do que como um vírus acidentalmente contraído por se comer ou respirar um agente carcinogênico.

Os momentos em que a Medicina Alopática — a que é praticada no mundo ocidental — pode ser útil consistem nas testagens do estado do organismo, em algumas cirurgias para a desobstrução de partes do corpo e para prolongar a vida dos pacientes, até que estes assumam a responsabilidade por suas próprias curas, quer dizer, até escolherem tornar-se mais conscientes. Estas duas últimas funções satisfazem ao critério da transição.

Os processos por imperícia médica irão diminuir assim que tanto o médico quanto os pacientes aceitarem o fato de os médicos não serem responsáveis por paciente algum e nem por curarem ninguém. Os médicos decidem ajudar o paciente, escolhem entender que estou escolhendo minha enfermidade, escolhem apresentar-me as alternativas que não me permiti saber que existiam. Os médicos não são responsáveis por mim. Eu sou responsável por mim mesmo. O que os médicos podem fazer é simplificar o processo da responsabilização e da autocura do paciente, como o fariam os bons professores. Os professores não são processados por imperícia porque não fazem alegações fantásticas de serem os responsáveis pelo aprendizado de seus alunos. Alegações de imperícia é o que pedem os médicos por engendrarem, junto a seus pacientes, o delírio de grandeza de curarem pessoas.

Dizer que sou responsável por minha saúde e por minha enfermidade não é uma declaração moralista. Não estou afirmando que minha saúde é minha culpa, que sou o culpado, ou que tenho sido descuidado, incorreto, mau, imoral. Simplesmente afirmo que eu faço a minha escolha. Esta é uma constatação do que ocorre, e não uma avaliação ou julgamento.

Se quero olhar o que fiz de ruim, posso escolher fazer isso também. Trata-se simplesmente de uma outra escolha. Estou preferindo avaliar o que escolhi como ruim, talvez porque sinta uma certa satisfação quando me angustio ou me sinto deprimido.

O papel do médico é igualmente isento de avaliações. Sua tarefa é ajudar-me a perceber o que estou fazendo. Enquanto pessoa, pode sentir algo diante do que escolho fazer com minha saúde, mas isto é o máximo permissível. O médico estará dizendo: "Quero que você faça outras escolhas além das que vem fazendo, a seu próprio respeito". Tenho liberdade de incorporar seu desejo da maneira que me aprouver. Esta concepção recoloca o termo "doutor" em seu contexto original, derivado do latim *docere*, ensinar. O doutor cria condições que facilitam para o paciente aprender mais sobre si mesmo, principalmente a respeito de seu próprio organismo.

A questão de se manter as pessoas vivas por meio de dispositivos artificiais, como no famoso caso de Karen Quinlan, assume um significado diferente, quando visto por este ângulo. Debatia-se a respeito do caso Quinlan se seus pais tinham o direito de desligar os aparelhos que presumivelmente estavam prolongando sua vida, deixando-a morrer "com dignidade", frase esta muito estranha. A discussão acontecia entre os pais e os médicos. Ninguém colocou em pauta os desejos de Karen, porque se pressupunha que fosse incapaz de escolher.

Na realidade, Karen Quinlan está decidindo por si mesma se quer ou não morrer. Muitas pessoas que estiveram ligadas a aparelhos para prolongar a vida também expiraram. Muitas pessoas que tiveram seus aparelhos desligados sobreviveram. Num nível apropriado de seus organismos, estavam escolhendo.

Se o médico quer prosseguir com seus recursos, ou se os pais querem tirar seu filho dos aparelhos, são decisões que se tomam segundo os desejos de pais e médicos, sem considerar os do paciente. Talvez os pais estejam cansados com os gastos e a energia que estão dispendendo em tal situação; por outro lado, pode ser que o médico não queira desistir, e todas estas razões são perfeitamente humanas. Mas deixar alguém morrer "com dignidade", ou ostentar alguma outra razão aparentemente altruísta, apenas turva a água com um engano praticado sobre si mesmos.

Deste ponto de vista foi intrigante e previsível o epílogo do caso: Karen foi desligada dos aparelhos e, para espanto geral, não morreu. No momento em que estou escrevendo este capítulo, ela já está viva há mais de dois anos, depois de desligados os aparelhos.

Os doutores se comportam do modo como o fazem porque os pacientes consentem. Muitos pacientes têm um desejo de entregar sua responsabilidade pela própria saúde nas mãos de outra pessoa e depois torná-la responsável por não estarem bem. Se tantos pacientes não gostassem do papel de inválidos irremediáveis, os médicos não ocupariam a posição que atualmente detêm.

Esta situação é equivalente à que descrevemos quando tratamos da concessão de diplomas para exercício da medicina e de C.R.M., situação essa em que o cliente assume um papel infantil. Como paciente de um médico, assumo de modo típico que não sei coisa alguma a respeito de minha enfermidade. Que tampouco sei a quem me dirigir em busca de assistência, a menos que outros me indiquem, e, neste caso, o Conselho Regional de Medicina é que confere a licença para o exercício da profissão. Por conseguinte, assumo um papel inerte e se o trabalho do médico não me agradar, eu o processo. Em última análise, a enfermidade é uma experiência de aprendizagem. Assumindo responsabilidade por minha doença, eu, como paciente, tenho oportunidade de aprender mais sobre mim, quando descubro por que estou desejando ficar doente desse modo particular, nesse momento de minha vida. Experiências que alteram a qualidade de vida da pessoa podem acontecer em determinados momentos, quando o paciente está disposto a encarar por esse ângulo o que lhe sucede.

Beth veio para meu grupo de encontro cerca de um mês depois de ter sido diagnosticado que estava com leucemia. Nos primeiros quatro dias de um *workshop* de cinco no total, parecia lenta e não disse uma palavra. Finalmente, depois de várias pessoas terem demonstrado interesse por sua pessoa, Beth concordou em dizer como estava se sentindo. Sentou-se no meio do grupo, ficou muito ansiosa e trouxe os longos cabelos para cobrirem o rosto. Após alguns momentos, levantou-se e ficou de frente para uma parede, de costas para o grupo. Depois de um longo intervalo, suas primeiras palavras foram: "Sou uma pessoa terrível". Passou a nos relatar como tinha levado o marido a suicidar-se, como tinha praticamente abandonado os filhos, causando aos próprios pais uma agonia indescritível e um sofrimento impensável, além de ser um peso infernal para os amigos.

Depois de ouvir o macabro relato de Beth sobre seu lado escuro, e depois de ela o ter exposto na íntegra, enquanto membros do grupo lhe davam apoio, o grupo expressou a Beth sua reação: Besteira!

Evidentemente não era isto o que tinha esperado e ficou tão espantada que até abriu uma brecha de seu cabelo, de modo que pudesse espreitar o grupo pela fresta. "Quem você pensa que é, Beth? Pensa que tem o poder de destruir as pessoas e de arruinar com as vidas alheias? Você parece Deus."

Ela começou a enxergar que a responsabilidade pelo suicídio é do suicida, que os pais podem escolher ficar magoados e arrasados com os filhos se forem o tipo de pais que escolhem sentir-se assim. Em pouco tempo, Beth começou a sentir-se visivelmente mais leve e a refletir. A idéia de sua leucemia ser uma autopunição por seus feitos penalizáveis começou a se delinear em seu íntimo e o absurdo de sua situação inundou-a por completo. No dia seguinte, Beth voltou renovada e cheia de vida, contando piadas. Mostrou-se muito espirituosa, e sua especialidade eram os "limpos e os sujos" (o melhor de sua produção: guerreiro é limpo; gladiador é sujo). Começou a praticar Cooper com alguns membros do grupo e, depois de duas semanas, corria nove milhas por dia. Dois meses depois, no exame médico de rotina, o especialista não acreditou nos resultados. Estava completamente livre de sintomas e ainda está hoje, após dois anos. Não somente a enfermidade de Beth desapareceu, como ela pôde usar esta experiência para entender sua vida e melhorá-la, que é, em última instância, a função de uma doença.

POLÍTICA

> O objetivo da democracia é reduzir continuamente a necessidade de interferências governamentais ou administrativas, incrementando de modo estável e progressivo o poder da autoadministração dos agrupamentos sociais, através da incessante remoção dos obstáculos existentes no caminho da auto-regulação... Garantir a paz e a liberdade, bem como o instrumental necessário para eliminar os "obstáculos do caminho" é por conseguinte a tarefa essencial de toda pesquisa e de todas as organizações sociais, sejam elas dedicadas ao combate da pobreza, do desamparo, ou à superação da gravidade.
>
> — *Wilhelm Reich*[74]

Assim que o movimento pró-potencial humano surgiu, em meio a um clima de excitação geral, iniciaram-se debates em torno de temas como indivíduo *versus* grupo, revolução interna *versus* revolução externa, crescimento pessoal *versus* ação social. Em algumas das exegeses mais minuciosas,[75] considera-se a questão do narcisismo *versus* altruísmo.

No final dos anos 60 e início da década de 70, quando os movimentos pró-potencial humano e de ativismo social estavam a pleno vapor, houve muitas manifestações a respeito de tais assuntos. Encontrei-me certa vez com um dos pioneiros do "Berkeley Free Speech Movement", Mike Rossman, e travamos um diálogo fulminante para decidir quem estava no caminho "certo" para mudar o mundo. Em vez de nos tornarmos pessoalmente mais próximos, o debate não pareceu colocar a nenhum dos dois em outra perspectiva que não a própria, e terminamos os dois aferrados à própria chave secreta da verdade.

Do ponto de vista do ativista social, o problema primário era que os grupos de encontro serviam como ópio para o povo. Se ajudássemos as pessoas a resolverem seus problemas pessoais, esmoreceria sua motivação para minorarem as injustiças sociais. Eu achava que a ação social, alienada de uma consciência pessoalmente límpida, conduziria a uma autodestruição de natureza terrorista, capaz de favorecer o desmantelamento da própria causa defendida. A orientação social operário-religiosa apresenta a questão em termos de ser o guardião de meu irmão. "Não é ético negligenciar a responsabilidade pelos próprios semelhantes, para que possamos continuar sendo uma espécie biológica viável e para que possamos desarticular as armadilhas da desumanidade." Este núcleo de interesses apareceu dentro do movimento pró-potencial humano no meio da década de 70, principalmente vinculado a Erhard (est), Greenwald, Seth, a mim e à memória de Fritz Perls, que em conjunto inclinava-se cada vez mais em favor da responsabilidade e da escolha. "Sou responsável por mim mesmo e por mais ninguém, a menos que escolha sê-lo." A cristalização desta postura filosófica deu ainda mais consistência à questão.

Na qualidade de defensor da perspectiva de uma escolha pessoal forte, gostaria de apresentar alguns argumentos em prol do "narcisismo", como o mais desejável posicionamento interpessoal, como o fator que mais chances tem de conduzir a uma sociedade satisfatória.

Costumeiramente, termos como ajuda, compaixão, empatia e assistência são equiparados à responsabilidade social, em oposição à escolha pessoal. A meu ver, o oposto é que é justamente verdadeiro.

Jane, pessoa evidentemente muito descontrolada, extremamente assustada, altamente sensível, veio para um grupo recentemente liderado por mim e Valerie. Seu medo era tamanho que Jane trazia um cobertor em todas as reuniões. Chorava facilmente. Parecia deprimida, acabada, horrível. Estava constantemente doente. Seu relato era de partir o coração. Certamente tinha sido mendiga; a vida a havia tratado com muita crueldade e estava ela ali tentando, desesperadamente, sobreviver. Muitas pessoas no grupo mostraram-se bastante predispostas a ajudá-la. Comoveram-se com ela, deram-lhe lenços de papel, sentaram-se perto dela, deram-lhe apoio, ficaram a noite toda a seu lado, reforçaram seus sentimentos, relatando histórias semelhantes à dela, trouxeram-lhe refeições, elogiaram seus esforços para superar os próprios sofrimentos e lhe deram um considerável apoio físico.

Paradoxalmente, este comportamento dedicado, prestativo e empático realmente sincero pouco ajudou Jane. Ela continuava com aspecto moribundo e procurou por mim e Valerie em particular para conversar, sentindo que seus problemas eram muito mais profundos e seu estado muito mais precário do que o possível para se arriscar a dizê-los a um grupo de amadores. Recusamos seu convite e insistimos para que trabalhasse no grupo. Finalmente Valerie, muito mais espontânea que eu, não conseguiu mais agüentar. Num determinado encontro, explodiu com Jane. "Você é a mais coitadinha das vagabundas que já conheci! Vem fazendo o papel de rainha da desgraça a semana inteira e já fez esta cena nos últimos seis grupos. Está pedindo para todo mundo sentir pena de você, enquanto é provavelmente a pessoa com mais resistência aqui dentro." Valerie andava de lá para cá pela sala, empolgada em seu papel profissional. Agarrou o cobertor de Jane e, esta, supostamente tão fraca, enganchada como um anzol, foi arrastada para o centro da sala. O grupo estava petrificado. Jane estava furiosa, mas apenas manifestava mágoa e opressão.

Então Jane e Valerie começaram uma luta livre. Valerie, uns quinze centímetros mais baixa e consideravelmente mais leve, ganhou fácil. Jane estava no chão com aparência de mártir. Valerie jogou-lhe o cobertor na cara e disse as palavras mágicas: "Já é uma lástima que você ande por aí apresentando esse teatro mambembe de uma coitada toda fodida, mas você devia no mínimo fazer a coisa bem feita. Você não chega sequer a ser a melhor rainha trágica deste grupo. Nancy, do grupo de Dave, é uma coitadinha muito melhor que você. Você devia dar um pulo lá e ver se pega algumas dicas para pelo menos tornar-se convincente. Seu teatrinho é um pé no saco".

Diante disso, Jane ergueu a cabeça e mostrou aquele conhecido olhar de flagrado que acontece quando a pessoa sabe que seu jogo foi desvendado. Um sorriso furtivo cruzou-lhe o rosto. O grupo irrompeu numa enorme gargalhada liberadora da tensão. Jane agarrou Valerie num misto de raiva e ternura, e ambas se abraçaram.

Eu entrei em cena e pesquisamos então por que Jane estava escolhendo sofrer tanto. Agora estava em condições de ouvir que possivelmente ela não era uma das vítimas escolhidas por Deus, mas que tinha preferido interpretar sua vida como um episódio profundamente penoso e miserável. Investigamos de onde teria vindo essa escolha e que valor ela estaria derivando de viver deste modo, neste momento de sua vida.

Assim que as comportas estouraram, Jane foi direto até a verdade. Enquanto Jane pesquisava, a localização física de Valerie ao lado dela, dando-lhe apoio, tocando-a, realmente ajudou-a muito. Não se tratava de uma cumplicidade que permitisse Jane prosseguir com sua dramatização. Era apoio para ajudá-la a permitir-se tomar consciência dos motivos pelos quais viera se ocultando de si mesma.

Para dar andamento à sua investida além do nível verbal, perguntei a Jane se ela teria disponibilidade para queimar seu cobertor. Seguiu-se um longo período de angústia e conflito. O riso tinha morrido, a investigação e o entendimento verbal tinham alcançado seus efeitos, mas estaria ela pronta para abandonar o que agora sabia ser uma falsa segurança? Enquanto se inquietava, pedi-lhe que nos dissesse a verdade, que se escondia em sua representação "Jane coitada, a pobrezinha". Ela passou a relatar seus talentos e realizações notáveis, um discurso verdadeiramente admirável. Ao terminar, olhou para o grupo, fez uma longa pausa e disse: "Vamos lá queimar o cobertor".

Fomos todos para fora e organizamos um maravilhoso ritual de queima do cobertor. Jane teve que dar duro para queimá-lo. Estava úmido e garoando e o cobertor era feito de uma lã com lanolina. Foi preciso quase uma hora de esforços exaustivos e uma montanha de jornais. Jane chegou até a abanar o fogo com seu casaco para que as chamas crescessem. Quando estava terminado, Jane, que tinha andado pelos cantos como uma inválida a semana inteira, estava rosada, cheia de energia e com fome. Ela e todos nós sentíamo-nos muito bem.

Na reunião seguinte, um outro participante começou a falar como vítima. Para nosso deleite, Jane deslizou para o alvo da situação com a intenção de manobrá-la. Começou apontando o jogo de vítima. O paciente tornou-se terapeuta, o estudante tornou-se professor: um dos caminhos mais seguros para aprofundar o aprendizado. Três anos mais tarde, Jane continua atuando com muita eficiência e considera Valerie uma amiga importante.

Este é o ponto: ajudar é uma arte. É muito mais que dar apoio. A simpatia indiscriminada, compartilhar das lágrimas e abraços são tentativas de deixar bem claro o quanto é maravilhosa a pessoa que se oferece para dar apoio. Se isto é o que a pessoa apoiada realmente precisava, passa a ser irrelevante. Valerie realmente ajudou porque deixou correr um certo tempo ouvindo, discernindo as encenações, recusando-se a consentir com a infelicidade de Jane, dispondo-se a correr o risco de ser execrada pelo grupo e de simplesmente estar 100% errada.

Ela também precisou estar ciente do fato de Jane estar escolhendo ser coitadinha. Se tivesse concordado com a crença vigente, de que os problemas da pobre Jane eram resultantes de um lar miserável, de pais divorciados, de um pai fraco, de um marido alcoólatra, de uma constituição doentia, e assim por diante, então nunca teria ocorrido a Valerie agir como agiu. Valerie percebeu que Jane estava se proporcionando tudo aquilo e, portanto, poderia parar de fazê-lo.

Este é o paradoxo liberal. Fazer com que o "oprimido" assuma responsabilidade por sua opressão parece uma conduta não liberal, mas esta postura restitui o poder ao oprimido. Enquanto Jane se deixasse crer que sua tragédia devia-se a forças ou poderes maléficos, ela se paralisava e se impedia de fazer qualquer coisa produtiva. Quando finalmente aceitou o dogma da falta de liberdade, seus olhos se iluminaram, ela ficou mais leve, brilhante e fulgurante. Estivera vivendo dentro dos limites de uma mentira, a mentira de não ser responsável por si mesma. Isto exigiu que muitos acontecimentos subseqüentes de sua vida fossem correspondentemente distorcidos, para que a mentira continuasse sendo consistente.

O que Jane percebeu foi que todos os acontecimentos de sua vida eram, efetivamente, reais; que, se desejasse, ela poderia vê-los como trágicos; que, se quisesse, ela poderia ver a si mesma como totalmente isenta de responsabilidade por eles; que, se desejasse, poderia atribuir seu fracasso como pessoa a estes acontecimentos; e que, se desejasse, ela poderia se sentir zangada e infeliz. O que a experiência fez para Jane foi ajudá-la a ver todas as partes da situação que decorreriam de sua escolha. Ela estava decidindo sua vida. Ela poderia mudá-la. Quando viu isso, pôde ajudar a si mesma. E o fez.

O que Valerie fez foi criar condições que pudessem ajudar Jane a tornar-se mais consciente de suas fraudes auto-alimentadas, para talvez então escolher mudar. Valerie fez isto porque gostava de Jane, porque gosta de se sentir uma líder de grupo competente, porque gosta de se considerar uma boa pessoa. E também porque ela mesma tinha feito o papel de vítima e apreciava ver outra pessoa romper com o mesmo joguinho. Eu poderia dizer que ela fez tudo para ajudar Jane, mas isso não é verdade. Se as razões acima citadas não existissem, Valerie provavelmente não teria feito nada disto, em absoluto.

Se Valerie sentisse que seria mais produtivo para Jane receber apoio, como foi sua atitude quando Jane começou a aceitar conhecer suas escolhas pessoais, então Valerie lhe daria apoio. Naquele momento, o apoio foi útil. Não é a ação específica que se reveste de utilidade; é a noção de oportunidade e de adequação da ação. Neste sentido, ajudar é uma arte.

A capacidade de ajudar depende não só de se perceber que existem escolhas pessoais, mas também do nível de consciência pessoal da pessoa que presta ajuda. Infelizmente, muitas pessoas socialmente conscientes usam eventos sociais para trabalharem seus problemas particulares. Em conseqüência disso, mostram-se muitas vezes indignadas diante dos que não são socialmente ativos, mas seu trabalho é de valor limitado.

No auge do conflito com os negros, no final da década de 60, fui convidado para ir a Seaside, na Califórnia, para ajudar os negros daquela comunidade. Meus colegas e eu guiamos oitenta quilômetros, desde nossa cidade (Big Sur), para participarmos de uma de suas reuniões noturnas. Após apresentações bem-educadas, um negro do gueto olhou-nos e disse: "O que é que vocês estão fazendo aqui? Por que foi que deixaram suas lareiras quentinhas e dirigiram oitenta quilômetros na chuva? O que é que importamos para vocês? Vocês nem sequer nos conhecem".

Engasguei e depois deslanchei num discurso sobre noções de justiça social, fraternidade, nossa capacidade profissional que poderia ser útil à sua causa e, bem, que mais... Ele só me encarava. O que é que eu *estava* fazendo lá? Eu *estivera* hesitando em sair de casa. Estávamos atrasados. Eu não os conhecia. Eu poderia até nem gostar deles. Por que é que estava ali?

Ele entrou no espaço criado por meu silêncio. "Olhe: você é branco. Se você andasse por nossas ruas, levaria dois anos para conseguir que alguém confiasse em você. Você não serve para nada." Eu resistia ouvindo tudo isso. Nunca me havia ocorrido uma coisa dessas. Então me dei conta do que é que ele havia atingido em mim.

Eu sabia realmente por que é que estava ali. Queria que todo mundo ficasse sabendo que eu era uma pessoa de idéias liberais no campo social, capaz de doar generosamente meu tempo por causas justas. Em resumo, eu queria que todo mundo ficasse sabendo como era maravilhoso. Quando finalmente admiti isso, pude aceitar o fato de que realmente eu não queria estar ali, que era improvável que eu pudesse ajudar em alguma coisa, que uma coisa melhor a fazer era possivelmente treinar os negros a andarem em suas próprias ruas, e que eu talvez devesse esperar até que o atrito entre pretos e brancos cedesse um pouco, para eu poder ver o que gostaria de fazer.

Logo depois saímos dali, e jamais voltamos. Os negros de Seaside elaboraram seus próprios programas. Eles nos ajudaram a aumentar a consciência de nós mesmos enquanto agentes sociais. O resultado de nossa conscientização poderia ter sido brigas legislativas, educação dos brancos, talvez greves e revoltas. Nenhuma ação é proibida porque os agentes sociais estão conscientes de si mesmos. A principal conseqüência de nossa tomada de consciência é que, seja qual for a ação social que decidirmos empreender, ela terá uma chance muito melhor de ser efetivamente eficaz.

BEM-ESTAR

Não é nem necessário nem útil divulgar ao mundo o quanto sou maravilhoso e altruísta. Provavelmente, isto é uma mentira e, de qualquer modo, não necessária a uma sociedade bem-sucedida. Se me comporto de maneiras que as pessoas não gostam, é mais do que provável que eu desencadearia conseqüências indesejadas por mim. Se sinto que sou uma pessoa de quem não gosto, não serei feliz. Isto é suficiente. Basta para motivar-me a mudar minha forma de me comportar, de modo que eu goste mais de mim. Estas motivações, para mim e para todos, são suficientes para ensejar uma sociedade ideal.

Com seu estilo tipicamente penetrante e incisivo, Robert Benchley certa feita escreveu um artigo a respeito de imagens de grupos. Enquanto há alguém por perto, o sujeito exclama e se admira com a beleza do nenê, com a juventude da vovó, mas, quando todos foram embora, ele revê as imagens e passa horas examinando a si mesmo. Se você perguntar a um indivíduo o que aconteceu na última reunião de grupo, ele inevitavelmente relatará o que se passou consigo próprio. Sempre que vejo um livro novo sobre psicologia humanista ou social, espero até que ninguém esteja olhando, vou para o índice e leio todas as referências feitas à minha pessoa. As pessoas vêem o mundo em termos de si mesmas.

E está certo. Infelizmente, aquilo que atrapalha determinados críticos é o fato de não conseguirem discriminar entre o que é e como avaliam o que é. Ou seja, o fato é que estamos organizados em torno de nós mesmos. Até mesmo os schweitzers devem sentir-se gratificados por se sacrificarem, ou não fariam as coisas que fizeram. A diferença real é que algumas pessoas são gratificadas pelas atitudes que outras pessoas julgam úteis, enquanto terceiros, pelo menos temporariamente, são recompensados por condutas que outras pessoas julgam difíceis de enfrentar. Os membros da sociedade iriam beneficiar-se muito se partissem da premissa da responsabilidade pessoal, evitando a hipocrisia do "auto-sacrifício" e começando por lidar uns com os outros em termos de como as coisas realmente são.

Uma famosa história do Talmud aponta um princípio simples e contundente de ação social. Se você encontrar um homem faminto e lhe der um peixe, ele não sentirá fome. Mas, se você ensiná-lo a pescar, ele nunca mais sentirá fome. (Eu agora mudaria a frase para: se você criar condições nas quais ele escolha aprender a pescar...)

Nosso atual programa de bem-estar social é um procedimento para distribuição de peixes. Prestar atendimento aos pobres, como se faz agora, é dar-lhes por tempo indeterminado dinheiro que mal dá para subsistir. É tratá-los como crianças que recebem mesada e que se acostumam com isso, tornando então mais difícil para elas chegarem a sustentar-se sozinhas. Uma mensagem completamente diferente é comunicada pelo programa de assistência social que se reconhece como instrumento para ajudar os beneficiados a compreenderem que estão escolhendo suas condições e que poderiam escolher não serem indigentes, que o Estado está disposto a ajudá-los enquanto realizam a transição da dependência para a independência. Essa postura transmite uma mensagem de confiança nos recursos pessoais dos beneficiados.

O mecanismo de assistência social sugerido por esta política é dar a cada beneficiário mais dinheiro do que é atualmente dado, por um período mais curto de tempo. Os beneficiários do programa deveriam receber dinheiro bastante para viverem razoavelmente e para terem tempo e recursos materiais para estudarem ou adquirir uma profissão. O dinheiro cessaria num prazo determinado, após, por exemplo, três anos. Depois disso, O Estado presumiria que a pessoa já teria se tornado independente.

Então, o beneficiário não receberia mais dinheiro do programa de assistência. Deste modo, o governo evitaria ser moralista ou magnânimo e o beneficiário seria poupado do papel de criança. O governo assumiria responsabilidade por si mesmo, escolhendo dar temporariamente apoio, seguindo o princípio da transição e, depois, escolhendo recusar-se apoiar pessoas que não tivessem se tornado independentes. Da mesma forma, a escolha do beneficiário seria clara: tornar-se auto-suficiente, com ajuda, ou não receber mais dinheiro do governo e ser assolado pela pobreza.

Se este procedimento acabar se mostrando absurdamente rígido, o programa pode ser ajustado, conforme necessário. Talvez o tempo de investimento federal deva ser maior, talvez se precise dispor de mais verba, além de fornecer locais de aconselhamento ou escolas especiais. Um procedimento de trabalho especial poderia ser instaurado para casos particulares, como seria o da pessoa que quase terminou seus estudos, ou do pai/mãe solteiro (a) que ainda está envolvido (a) com o processo de ligação afetiva com o filho. Estes problemas poderiam ser solucionados conforme forem surgindo.

Na esfera do governo federal, este modelo de programa para eliminação da pobreza não seria algo totalmente inédito. Um dos exemplares mais bem-sucedidos de legislação social que já se promulgou foi o Decreto para os G.I., após a Segunda Guerra Mundial.

Na esfera educacional, este Decreto foi um modelo dos princípios de escolha e transição. Os combates reintegrados à vida civil receberam dinheiro suficiente para estudar, tendo livros, materiais e despesas pagas — assistência prestada por tempo limitado — até terem finalizado sua preparação profissional ou, num nível mais específico, enquanto estivessem progredindo de modo estável no percurso de sua formação.

Depois de atingido seu objetivo educacional, o governo parava de pagar, terminantemente. A mensagem do governo era: achamos que você é capaz de completar o treinamento que lhe dará condições para o exercício de uma cidadania auto-suficiente. Escolhemos ajudá-lo, de modo generoso, por um tempo razoável. Este apoio temporário tem a finalidade de facilitar a você a transição para a independência. Não temos intenção de lhe dar mais apoio além desse limite porque supomos que você seja capaz de se sustentar.

O sucesso deste Decreto tornou-se lendário. Em grande medida, foi responsável pela explosão pós-guerra de pessoas profissionalmente bem qualificadas. Participar do programa não era, em absoluto, desmerecedor. Os beneficiários não eram vítimas de recriminações, como geralmente acontece com os que atualmente recebem assistência do governo. O dinheiro estava sendo gasto com grande eficiência. Provavelmente, o país teve um retorno muitas vezes maior que aquela soma investida em dezenas e milhares de pessoas, que provavelmente nunca teriam conseguido uma formação profissional em nível adiantado, se não fosse o Decreto.

Essa nova política exige confiar nas pessoas. Se as pessoas se permitirem tomar consciência, poderão administrar suas próprias vidas, como o desejarem. Realmente ajudamos o outro criando condições para que ache fácil assumir a responsabilidade por si mesmo. Isto significa encontrar a verdade e dizê-la. Isto significa estar consciente.

COBRANÇA DE IMPOSTOS

Os impostos são complicados demais. Gastam-se bilhões no preparo e no recolhimento de impostos. O princípio da simplicidade é constantemente violado. A base sobre a qual a cobrança de impostos se fundamenta parece ter perdido sua finalidade básica.

Impostos são contribuições de cada um a projetos grandes demais para serem eficientemente implantados por pessoas isoladas e que serão de proveito para a coletividade, ou quase toda a população. Não são necessários quando cada um se sustenta de modo adequado e suficiente. O propósito dos impostos é garantir instituições públicas como escolas e estradas, incentivar a iniciativa privada por meio de benefícios fiscais e subsídios, participar dos programas de assistência aos necessitados, nas áreas de saúde e benefícios, e sustentar o esquema de segurança nacional.

Eu deveria pagar impostos na mesma medida em que desfruto dos benefícios com a reversão da quantia arrecadada. Taxar a quantia de dinheiro que recebo, quer dizer, o imposto de renda, é irrelevante. Independente de quanto dinheiro eu tenha acumulado, eu não desfruto dos benefícios da taxação, a menos que eu gaste meu dinheiro. Não posso desfrutar das estradas, a menos que tenha carro. Tudo o que tenho são pilhas de papel, se eu não comprar coisa alguma. É a aquisição e o uso de benefícios produzidos pelos impostos que deveriam ser taxados. Quanto mais desfruto da qualidade de vida assegurada pela aplicação dos impostos, mais devo contribuir.

Isto configura uma proposta específica: eliminar todos os impostos, menos os que incidem sobre as vendas. Estipular uma graduação rígida de impostos sobre as vendas, dependendo da necessidade do objeto adquirido. Se o item for de primeira necessidade, como os alimentos básicos, os impostos devem ser virtualmente zero. Se o item for supérfluo, como um iate, o imposto deve ser enorme. No nível intermediário, os índices de impostos devem variar apropriadamente. Este deveria ser o único tipo de imposto existente.

A mensagem para os cidadãos é a seguinte: ganhe seu dinheiro do jeito que quiser, todo jeito é legal, e não pague impostos. Pague somente quando desfrutar os benefícios de sua renda. Se você vive com abundância, contribui bastante. Se você não desfruta muito da sociedade, não paga muito.

Poderia ser instituída uma junta fiscal para determinar: (1) a porcentagem relativa de impostos para cada item ou serviço; (2) a quantia absoluta; (3) o método de recolhimento dos impostos; (4) a distribuição da renda arrecadada. Proponho algumas aproximações experimentais:

1. Índices de taxação: começar taxando um item inversamente ao número vendido ou usado, pressupondo que exista uma grande demanda para itens necessários e menor procura de supérfluos. O número de pães vendidos certamente é muito maior do que o número de Ferraris. Haverá exceções, mas este seria um bom modo para se começar e, provavelmente, um critério preciso para a grande maioria dos artigos consumidos.

2. A quantia absoluta de cada imposto é calculada determinando-se a quantia total de dinheiro de impostos necessária para o país, estimando-se a quantia total de bens e serviços passíveis de taxação, e determinando-se o índice, de modo que o imposto total se equiparasse à necessidade do país.

3. O recolhimento seria, à medida do possível, computadorizado. As lojas de venda a varejo deveriam registrar todas as vendas, para que a quantia de impostos e sua distribuição pudesse ser automaticamente registrada. Nos casos em que fosse possível, o sistema de cartões de crédito ligado a bancos ou centros de recolhimento de

impostos seria preferencialmente utilizado, pois assim as vendas seriam automaticamente deduzidas da conta-corrente do comprador e acrescidas à conta-corrente da loja e dos beneficiários a nível do governo. Este sistema está sendo atualmente testado. O recolhimento fiscal deverá ser um problema minúsculo, se comparado ao transtorno que hoje representa para o sistema vigente.

4. A primeira etapa de distribuição dos impostos recolhidos consistiria em dividi-los igualmente entre os governos federal, estadual, municipal e local, revertendo a maior porção para o nível em que habitasse o maior número de cidadãos. Todos teriam, assim, oportunidades iguais de se beneficiarem da reversão dos impostos.

Evidente que a junta fiscal teria muitos problemas, como por exemplo os impostos sobre gastos no estrangeiro, sobre trocas, e o tratamento dispensado a presentes; porém estes casos parecem bastante objetivos e passíveis de debate e solução, valendo-se do acúmulo de experiências e das constantes modificações que provavelmente se fazem necessárias, quando o sistema fica abalado.

São muitas as vantagens: (1) praticamente desapareceriam as desigualdades nas leis fiscais; (2) o custo da computadorização e dos recolhimentos fiscais seria reduzido em milhões de dólares; (3) seria extremamente difícil enganar, pois, essencialmente, isto se tornaria planejado e deliberado e, como no caso da concessão de diplomas para qualificação profissional, passível de penalidades severas, que possivelmente serviriam como poderosos obstáculos à prática da máfé. Algo como um período de vinte anos na cadeia, inapelável, para casos de fraude, seria muito apropriado; (4) a carga fiscal seria dividida de modo justo. Não haveria mais milionários pagando coisa alguma. O sistema recompensa apenas o acúmulo de bens e há pouca vantagem nisso; (5) os impostos seriam recolhidos constantemente, de tal sorte que o governo teria melhor noção de sua condição fiscal a qualquer momento, e os contribuintes não teriam que passar pelo trauma anual de um período fixo para pagamento de imposto sobre sua renda; (6) o custo de criação de novas leis para administrar e integrar as leis vigentes seria enormemente reduzido.

Para que a lei possa ser consistente com a responsabilidade pessoal, toda herança teria que ser eliminada. Todos os bens de uma pessoa, quando de sua morte, seriam doados ao governo e divididos da mesma forma, como o dinheiro dos impostos é dividido. Se quero dar alguma coisa para outra pessoa, precisarei fazê-lo enquanto vivesse.

O incentivo em tal sociedade é não ter mais dinheiro do que posso usar e desfrutar enquanto viver. Se me apraz a filantropia, evidentemente posso dar dinheiro ou bens, ou distribuir negócios. Mas o estímulo ao acúmulo e à poupança de grandes somas seria eliminado.

Dentro deste sistema, os principais objetivos da lei seriam igualar as contribuições à sociedade, encorajar o deleite pessoal e coibir a desonestidade. Quando um executivo de alto escalão, que ganha 800.000 dólares por ano, é multado em 1.000 dólares por ter declarado, falsamente, ter contribuído para uma campanha política, parece que estamos ouvindo uma piada. É óbvio que essa lei não é séria no tocante à prevenção de mentiras. Mentir, mais do que provavelmente qualquer outra causa, impede que o governo seja eficiente e, provavelmente, pode ser proibido com eficiência por meio de limites severos. Se uma companhia fosse flagrada numa fraude a respeito de seus impostos, poderia ser multada numa quantia igual à renda de um ano de operações, além de sentenças de dez anos de prisão para todas as pessoas envolvidas. Em outras palavras, a penalidade por mentir seria eliminar a companhia administrada pelos culpados. Neste caso, a mensagem legal está clara: não minta; se o fizer, nossa escolha será prejudicar gravemente seu caminho profissional. Minha suposição é que, diante destas condições, a desonestidade se atrofiaria.

ESPORTES

Tudo começa dentro de você: com sua decisão a respeito do que fará com sua vida. Digo às crianças que este é um mundo cruel e que o mundo as dobrará, seja para a direita, seja para a esquerda, e que caberá a elas escolherem para que lado pender.
— *Tony Dorsett*, jogador de futebol[76]

Os esportes são a ioga ocidental. O uso de nossos corpos com finalidade socialmente aceitável acontece, basicamente, nos esportes e na dança. A abordagem aqui proposta tem diversas aplicações no campo dos esportes; algumas delas seriam revolucionárias, ao passo que outras simplesmente tornariam claras tendências já latentes.

Admitir fatores interpessoais é uma aplicação que caberia na segunda categoria. O efeito das relações entre jogadores sobre seu nível de produção esportiva tem-se tornado cada vez mais nítido, nos últimos anos. O conceito de time, no basquetebol profissional dos Golden State Warriors, de 1975-1976, e dos Portland Trailblazers, de 1977-1978, vem sendo amplamente admirado e incentivado. Os treinadores destas equipes conseguiram utilizar todos os seus jogadores, no sentido de todos darem apoio uns aos outros e de dedicarem o melhor de seus esforços durante o jogo. O estrelismo, dentro da equipe, pode variar de pessoa a pessoa, situação esta aparentemente aceitável a todos. Valendo-se desta abordagem, os Warriors realizaram uma das mais espetaculares viradas da história do basquetebol, vencendo o campeonato após derrotar o time de Washington, franco favorito, em quatro jogos consecutivos.

Com muita freqüência, os fatores interpessoais são informalmente reconhecidos em equipes esportivas. Os "criadores de caso" são negociados; os diretores que não se "comunicam" com os jogadores são despedidos; um determinado jogador de beisebol combina com outro e ambos formam uma dupla constante; equipes com jogadores-estrela em abundância não são tantas vezes bem-sucedidas quanto outras com jogadores menos bem-dotados.

O uso direto das técnicas do grupo de encontro pode tratar destes temas com objetividade, solucioná-los, permitindo então um jogo mais eficiente e o crescimento pessoal por parte dos indivíduos envolvidos.

COMPETIÇÃO

A competição é um tópico para acalorados debates. As manifestações relativas à competição vão desde a defesa extrema da competitividade desapiedada, como se dá com Vince Lombardi, cuja declaração "Ganhar não é tudo, é a única coisa" tornou-se clichê, até a desaprovação total (ou pretensamente total) da competição, simbolizada pela filosofia "New Games".[77]

A competição é prejudicial quando permite enganar, ou enseja um dispêndio excessivo de energia a ganhar (de tal sorte que desencadeie a perda de sensação de si mesmo), ou ainda quando representa diminuir o adversário. A competição é válida quando me permite desenvolver uma parte de meu potencial, extremamente difícil para que eu possa aperfeiçoar sem esse recurso. Neste sentido, meu adversário me oferece um presente. Talvez este seja o modo mais proveitoso de encarar a competição.

Se pratico tênis diariamente jogando paredão, é improvável que desenvolva minha habilidade como tenista no mesmo nível de desempenho que se eu jogar três *sets* com outro tenista, com recursos semelhantes aos meus. A presença de um parceiro do outro lado da quadra convoca-me a ser veloz, coordenado, resistente e estratégico, o que já não acontece se me confronto com uma parede. Neste sentido, ele me confere um presente. A maioria das pessoas admite esse aspecto, pois busca continuamente jogar com alguém, mesmo que saiba que vai perder.

Ocasionalmente, o jogo vai além da mera competição. O jogo adquire uma qualidade que transcende o nível do ganhar ou perder. Essa é uma experiência muito próxima da mística. A excitação do jogo, o clima psicológico, o drama, a luta, as grandes realizações dos contendores transformam a experiência num momento espiritual. Isto aconteceu nos Jogos de Inverno de 1976 com Dorothy Hamill; com Olga Korbut, nas Olimpíadas de 1972, e na terceira luta de Ali-Frazer, quando ambos reconheceram a excelência do outro, e ainda no sexto jogo do torneio Phoenix-Golden State, de basquetebol, em 1976.

A competição geralmente assume uma importância secundária para as pessoas que se permitem experimentar plenamente todas as sensações implicadas na situação competitiva. O princípio do completamento indica que, quando evito o sentimento de competitividade, especialmente quando o nego, devo dispender constantemente uma determinada parte de minha energia, para manter tais sentimentos fora da alçada de minha consciência. Quando me permito sentir esse lado, posso atravessá-lo e viver o que vem a seguir.

Pete Rose, ex-jogador de beisebol por Cincinnati, ilustrou bem esse fenômeno, no clássico de 1975, pelo *World Series*. Rose é conhecido, talvez, como o jogador mais competitivo de beisebol. Seu apelido é Charlie Hustle.* Depois de uma brilhante participação, Rose voltou-se para Carlton Fisk, do time adversário (Boston Red Sox), e exclamou com entusiasmo, no jargão comum aos jogadores: "Mas que jogo incrível!" Rose estava exultante. E seu time tinha perdido!

Ali estava Pete Rose, um dos competidores mais aguerridos, extático depois de ter perdido. Aparentemente, tinha transcendido o nível do ganhar-perder e estava apreciando profundamente a beleza estética, talvez mística, de um jogo brilhantemente jogado. Não era por acaso que se tratava de Pete Rose sentindo isto. Ele se havia permitido ser tão completamente competitivo quanto podia, e então pôde evoluir para uma vivência além da competição.

Muitas vezes, o atleta reluta em admitir que a experiência esportiva pode ser transcendente. Na realidade, estes acontecimentos são freqüentemente suprimidos, por não serem gratificados. Se os pudéssemos trazer à luz e caracterizá-los como acontecimentos humanos transcendentes, o esporte como um todo ampliaria seus horizontes, tornando-se, assim, uma atividade humana mais total.

JUÍZES

Uma grande fonte de problemas no esporte, assim como no terreno da lei, é o uso prematuro de juízes. O problema é universal e não há melhor lugar para ilustrá-lo que nos esportes. Há pouco tempo escrevi uma carta apaixonada sobre esse assunto, no que diz respeito ao jogo do handebol:[79]

Após ouvir palestras de especialistas em handebol mencionando estratégias inteligentes, novas jogadas, execuções espantosas, con-

---

* O substantivo *hustle* pode ser traduzido como empurrão, tranco, dinamismo, presteza, atropelo, ambição. (N.T.)

dicionamentos espetaculares e outras maravilhas deste jogo, capto repentinamente uma nota amarga. Ouço como alguns jogadores roubam no jogo, "finesse" é o eufemismo empregado, usando bloqueios, dois toques na mão, pedidos de tempo, e assim por diante. Roubar num jogo como este! Quem precisa disso? Dominar o jogo é um feito intelectual, físico e estético. Rebaixá-lo com desonestidades parece uma blasfêmia.

Parece-me que o handebol — o jogo perfeito — tem a oportunidade de ser modelar para outros esportes, até mesmo para a vida humana, como modo de relacionamento entre pessoas. O handebol tem a oportunidade de apresentar ao público não só um novo esporte, mas também uma nova ética.

A maioria dos esportes tornou-se uma arena para a prática do "como-roubar-sem-ser-apanhado". Muitos instrutores de basquetebol e de rúgbi realmente treinam seus jogadores para adquirirem tais técnicas. Esta abordagem não é, em essência, diferente do que se fez em Watergate, pois a ética é a mesma: vamos ver quanto podemos violar a lei sem sermos presos. Afinal de contas, ganhar é a única coisa que conta.

Neste preciso momento, o handebol talvez seja o esporte mais honesto e cavalheiresco, jogado para se determinar o jogador mais habilidoso, e não o mais esperto em enganar o juiz e as regras. Detecto algumas tendências no sentido de abandonar este estado de honradez e passar para os limites da batalha esportiva tradicional. Se for usada a consciência, mesmo que pouca, essa tendência pode ser abortada, e assim esse jogo poderá ser preservado como um verdadeiro esporte.

Jogos que amigos praticam nos parques mudam de caráter assim que se coloca um juiz para a partida, que então adquire poder sobre o jogo. Quando dois garotos ou adultos jogam handebol num ginásio, ou no parque, é extremamente raro que briguem por causa de alguma jogada. Usando o método do acordo mútuo, mais de 99% do jogo acontece sem problemas. Quando um ponto é objeto de desacordo, geralmente é resolvido por uma simples repetição da jogada.

Quando colocamos um juiz no jogo estamos cometendo um erro lamentável. Não só lhe permitimos que resolva o 1% de dúvidas, como também os 99% restantes de jogadas sem problemas. Invariavelmente, uma parte dos 99% acaba gerando problemas. Muitas vezes, ambos os jogadores sabem que a marcação do juiz está errada, mas, por causa da estrutura de julgamento, os rancores crescem, as injustiças são percebidas, e muitos jogadores são motivados a planejar algumas formas de levar vantagem sobre a falibilidade do juiz. Eles são bem-sucedidos nesta investida e a queixa inevitável é a inexistência de juízes mais competentes.

A solução é simples: romper com a tendência que encoraja roubar nos esportes mudando as regras, de tal sorte que o acordo mútuo entre jogadores tenha mais poder que o veredicto do juiz. O jogo deve prosseguir, como agora, estando o juiz na posição de tomar as decisões todas. Se ambos os times discordarem do seu julgamento, vale a decisão dos jogadores. Se o juiz achar que os jogadores não entenderam uma regra, pode apontá-la. A opinião dos jogadores, contudo, ainda é determinante. Se os jogadores não chegarem a um acordo, sustenta-se a decisão do juiz.

A objeção que mais se faz à minha proposta é que o método do acordo mútuo oferece mais vantagens para o jogador inescrupuloso, que se aproveita da confiança sobre a qual se pauta a conduta do jogador honesto, sem no entanto agir dentro dos mesmos princípios. Certamente, surge aqui um dilema moral: ser um campeão desonesto ou um perdedor honesto. Minha sensação é que o princípio do acordo mútuo torna pública a ética dos esportistas. Tornar-se-ia muito ostensivo aos jogadores, que aparentemente já sabem disso, e aos espectadores, quais são os jogadores honestos e quais são os desonestos. A pressão para um jogo justo seria grande demais.

Novamente, a solução que se sugere é simples e se baseia na honestidade, na responsabilidade e na tomada de consciência, ao lado da adoção do príncipio do acordo.

Minha carta foi recebida com um discreto interesse.

FELDENKRAIS

A abordagem de Feldenkrais para o funcionamento corporal[7] poderia revolucionar o atletismo. Moshe Feldenkrais acredita que, se preciso forçar meu corpo, então ele não está sendo usado adequadamente. Meu corpo fará tudo o que for capaz. Devo aprender como me comunicar com ele.

Quando meu desempenho é desgastante, devo lutar comigo mesmo para atingir esse nível. Se Feldenkrais fosse levado a sério, praticamente mudaria tudo no atletismo, incluindo o aquecimento, o modo como é feito treino, o preparo físico, a prática da flexibilização, as noções sobre a dominância lateral, os métodos para a aprendizagem de movimentos complexos, a prevenção de lesões.

Feldenkrais alega que uso meu corpo num nível tão baixo de eficiência que virtualmente todos os movimentos que executo empregam um número reduzido de músculos, ao lado dos quais outros músculos não participam ou efetivamente opõem-se ao movimento. As pessoas com uma acentuada dominância lateral exemplificam este aspecto. Um movimento do braço direito, como uma jogada de tênis, por exemplo, é geralmente inibida por alguns músculos do lado esquerdo do corpo. Os exercícios de Feldenkrais têm como finalidade integrar todos os músculos do corpo, para que o movimento seja feito com o mais elevado nível de elegância e graça, e com o mínimo esforço.

O movimento com graça e elegância é realizado através do sistema nervoso, que envia impulsos para os músculos numa certa velocidade e numa determinada seqüência. Feldenkrais diz que, se eu tomar consciência de meu corpo, atuarei com muito mais eficiência e menos esforço. Isto é verdade não só para o movimento, mas também para outras funções mediadas pelo sistema nervoso, como pensar, sentir e perceber.

Um inesperado endosso às idéias de Feldenkrais veio de uma pesquisa com crianças nascidas "sem violência", segundo os princípios de Frederick Leboyer,[36] e que se constatou, em estudos de oito anos de seguimento destes sujeitos, que eram praticamente todos ambidestros. Com o método de Leboyer, as crianças vêm à luz numa atmosfera calma, sem luzes ofuscantes. Nascem naturalmente, sem administração de drogas à mãe, exceto em emergências. Os bebês não são absolutamente estapeados, ou tratados como se não tivessem consciência. São imediatamente dados à mãe, acariciados e massageados, banhados em água à temperatura ambiente, na qual podem relaxar, depois de seu esforço, num ambiente que se assemelha àquele ao qual haviam se acostumado desde a concepção. São delicadamente trazidos a uma situação silenciosa e calma que, por terem permanecido durante nove meses dentro de um corpo vivo, ressonante, respirante, falante, nunca haviam experimentado. A finalidade destes cuidados é oferecer ao bebê uma sensação de segurança e amor, fazê-lo sentir-se bem e bem-vindo, reduzindo ao máximo sua ansiedade.

Este surpreendente resultado do ambidestrismo sugere que o uso das duas mãos pode ser o estado natural dos humanos não traumatizados no nascimento. A dominância lateral pode ser uma resposta de saída à ansiedade do bebê, um apego à primeira reação motora bem-sucedida. Se não existe ansiedade, ambos os lados do corpo podem ser explorados e desenvolvidos, o que leva a um organismo mais integrado.

A perspectiva de Feldenkrais é que o aquecimento para atividades físicas é mais adequado quando os músculos não são forçados e, sim movendo-os repetidamente até atingirem seu limite. Os músculos se soltam quando os padrões habituais são rompidos e quando ocorrem movimentos que utilizam a independência de cada músculo. Este método é muito mais eficiente do que aqueles que insistem no esforço, como os abdominais de esforço, os saltitos contra o tempo, e outras técnicas de aquecimento.

Feldenkrais enfatiza a consciência corporal. A chave para evitarmos lesões e enfermidades é a conscientização. Com base neste fato, a forma como hoje se entendem as lesões esportivas precisaria ser reavaliada. Esportistas que se machucam não seriam mais considerados vítimas de acidentes lamentáveis. Os acidentes são escolhas que os jogadores fazem. O treinamento deveria enfatizar uma consciência corporal mais aguda que minimizaria as lesões.

EDUCAÇÃO

Para seguir os princípios da profunda simplicidade, uma instituição educacional deveria se concentrar em duas áreas: (1) na de criar condições que mais favorecessem a aprendizagem; (2) na de permitir aos alunos que assumissem a máxima responsabilidade por sua própria aprendizagem. Estes princípios reforçam algumas tendências já presentes em certas instituições educacionais, e ao mesmo tempo sugerem novas direções. Quando estive em Israel, vi o lugar em que Jesus nasceu. Naveguei no Mar Morto e visitei a Galiléia, Belém e Nazaré. Fiquei fascinado. Tive um forte desejo de estudar a Bíblia. Em todos os meus anos de estudante jamais me havia detido numa idéia como essa. O óbvio me assolava por todos os poros. Se eu quisesse estudar a Bíblia, certamente deveria ficar em Jerusalém.

A instituição educacional moderna abandonaria a idéia de uma instalação física ampla, para favorecer ambientes propícios a cada disciplina. O país todo seria uma sala de aula. Aprender francês em Paris ou Montreal, astronomia num observatório, botânica no campo, lei nos tribunais. Fazer T'ai Chi e dança à beira-mar; aprender sobre comércio na área financeira da cidade. Não é difícil nem exageradamente dispendioso criar classes de aula ambientais nos lugares específicos, ao invés de localizá-las num terceiro andar de um edifício universitário.

Os segmentos temporais também são flexíveis. Um *workshop* com residência por cinco dias tem o mesmo número de horas que a maioria dos cursos de um semestre. Nos *workshops* de encontro tivemos oportunidade de perceber que, na maioria dos casos, reuniões concentradas são muito mais eficientes do que as espaçadas. Fazer um grupo, num local isolado, com todos morando juntos por uma ou duas semanas, geralmente produz aprendizado de muito melhor qualidade que dissolver o mesmo número de horas ao largo de meses ou anos, à velocidade de reuniões de uma a três horas por semana. O modelo de *workshop* tem a vantagem de concentrar energia em um único tópico, ao invés de dispersá-la por muitos. Variar o local e o ritmo das aulas é uma mudança simples, em comparação com o procedimento pedagógico habitual. E esta mudança pode causar uma enorme diferença em termos da motivação e do nível de entendimento dos alunos, podendo ser implantada com um mínimo de alteração, se comparada ao que a escola normalmente oferece; com uma pequena dose de engenhosidade pode ser posta em prática.

O incentivo às escolhas pelos alunos começa pela tomada de consciência. A educação desenvolveu um lamentável culto ao remoto. Se, enquanto estudante, quero aprender como é a produção de carne bovina na Argentina, ou a história dos essênios, ou a nuvem que encobre Marte, recebo muito apoio e estímulo do sistema educacional. Contudo, se quero me informar mais sobre por que reluto em fazer perguntas, ou sobre como me sinto a respeito de meu professor, ou sobre o que fazer com minhas sensações sexuais por um colega de classe, estou em dificuldades. Aqui e agora, os sentimentos não são objeto de estudo próprio para a sala de aula tradicional.

O paradoxo é que estes itens pessoais são os que me preocupam e estão diretamente relacionados à minha escolha de aprendizagem. Se me sinto estúpido, hesitarei em fazer perguntas, com medo de ser humilhado publicamente e posto em total evidência. Se não gosto do professor ou tenho medo dele, posso revoltar-me contra qualquer coisa que me esteja sendo ensinada, como manifestação de minha resistência ao professor.

Minha impossibilidade de investigar o estado em que me encontro também me força a estudar assuntos pelos quais não tenho qualquer interesse. Estas considerações sugerem uma experiência íntima diante da qual tenho oportunidade de investigar a mim mesmo e a meus próprios sentimentos, diante do que estou aprendendo. Devo aumentar o nível de minha percepção consciente a meu próprio respeito, para estar sintonizado com o que estou pronto para aprender. Posso então escolher sozinho aquilo que desejo conhecer mais a fundo.

Tomar consciência requer honestidade. As pesquisas do aluno devem ter como meta descobrir o que está se passando, e não avaliar os alunos. A avaliação pode ser feita pelos próprios estudantes. Em todos os cursos que dei recentemente, fiz com que meus alunos se atribuíssem conceitos ao final do trabalho e depois relatassem suas avaliações para a classe, explicando o motivo de seu conceito. Provavelmente, seus conceitos são mais exatos do que os meus e não são todos "A". Quando abdico do poder de dar conceitos, geralmente torna-se mais fácil para o aluno concentrar-se na aprendizagem, e não tanto no desempenho.

Através da tomada pessoal de consciência, eu, como estudante, estou em posição de propiciar minha própria educação. Posso perceber o que quero aprender e como fazê-lo. A instituição educacional me fornece uma variedade de ambientes educacionais, tanto em termos de tempo, quanto de espaço. Posso então planejar meu próprio caminho. O papel da universidade, ou dos instrutores, é serem responsáveis por si próprios, e não por mim. Em vez de me dizer as matérias que posso fazer, simplesmente decidem se irão ou não cooperar com minha proposta, se irão ou não me graduar, se irão exigir mais ou menos, e coisas do gênero. Posso, assim, negociar minha própria aprendizagem.

A instituição educacional moderna cria, deste modo, condições para um desenvolvimento ótimo dos estudantes, pelo provimento de uma variedade de opções. Estes tornam-se conscientes, aprendem a honestidade ao se conhecerem integralmente e assumem responsabilidade por seu crescimento enquanto seres humanos.

FAMÍLIA

CASAMENTO

Há a declaração atribuída a Bhagwan Shree Rajneesh, o guru hindu de Poona, na Índia, segundo o qual deve-se aprender a amar o outro, antes de se poder amar a si mesmo. Isto é o inverso de tudo o que sempre acreditei, depois de ter lido Erich Fromm. Contudo, quando ouvi a afirmação de Bhagwan, soube imediatamente que estava certa. Não tinha porém justificativas lógicas. Senti simplesmente que estava correta.

Quando morei sozinho, pude chegar a um acordo comigo mesmo razoavelmente bom. No entanto, quando entrei num relacionamento amoroso, muitos aspectos de minha pessoa vieram à tona pela primeira vez, jamais tinham aparecido enquanto vivi só. Nunca senti tanta raiva, nem tanta vontade de revidar. Nunca senti tanto amor e realização. Nunca tinha sido forçado a examinar sentimentos que me espantavam fazerem parte de minha pessoa. Em resumo, a relação trouxe à luz aspectos de minha personalidade dos quais eu não tinha tomado consciência enquanto morei sozinho.

A relação de profunda simplicidade entre um casal, no mínimo, é honesta. O casamento honesto, mais do que o casamento monogâmico ou o casamento aberto, é a relação ideal. Cada pessoa assume responsabilidade por si própria e os comportamentos conjuntos são realizados depois de um acordo explícito. Um casamento aberto é possível se isto é o que ambos desejam, conscientemente. Podem também escolher a monogamia, a adoção de um duplo padrão, ou qualquer outro arranjo com o qual os dois concordem.

O papel da sociedade, mais uma vez, é o de criar e simplificar a seleção de alternativas. O casamento legal é uma das opções. Outras modalidades de convivência são simplificadas porque a socieda-

179

de concede-lhes sua aprovação. O divórcio também é uma opção de acordo mútuo. O conceito do divórcio consensual, atualmente tão mais adotado, é consistente com nossa atual abordagem. A necessidade de duas pessoas provarem o valor de um divórcio para uma terceira pessoa é um absurdo, um desperdício de dinheiro do governo e uma perda de tempo e energia por parte dos juízes.

CRIAR FILHOS

Também na criação de filhos a honestidade e a escolha são os elementos-chave. Dizer sempre a verdade para a criança estabelece a credibilidade e pressupõe que a criança é capaz de lidar com o mundo. Meus filhos foram informados de que não existe o indivíduo chamado Papai Noel, mas que era gostoso fingir que existia. Não constatei nenhuma diminuição no prazer pela época do Natal, fui poupado da necessidade de explicar por que existiam tantos Papais Noéis e meus filhos e eu fomos poupados da desilusão e do incômodo de um dia descobrir que eu tinha mentido para eles.

Ser honesto com os filhos elimina centenas de decisões a respeito de "O que direi às crianças?". Muitos são os pais que acham que as crianças devem ser protegidas de informações relativas a enfermidades, divórcio, falência, infidelidade e outros acontecimentos desagradáveis. Além disto, ajudar a manutenção do *status* de dependência da criança é uma conduta geralmente vã. A maioria das crianças tem pelo menos uma vaga noção de que algo de errado está acontecendo e muitas vezes investe bastante energia, tentando dar sentido a acontecimentos estranhos.

A falta de honestidade também pode retardar o processo de conscientização da criança. Ela não será exposta ao mundo como este é e deverá superar as mentiras, a fim de enxergar a verdade. Contar a verdade às crianças também simplifica sua relação com os pais. Os emaranhados de mentiras e os nós correspondentes de energia são todos evitados.

Assim, dentro dos parâmetros destes princípios, as relações familiares são honestas, cada pessoa é supostamente responsável por si própria, todos cooperam para a manutenção do próprio nível de consciência e para o estabelecimento de um acordo explícito em seus comportamentos mútuos.

NASCIMENTO

A paternidade/maternidade começa antes da concepção. A concepção é o momento em que a vida se inicia. As circunstâncias relativas à concepção são, sem dúvida, importantes em sua influência no feto e, portanto, na criança. O ideal seria que os pais começassem a planejar seus filhos antes de os conceberem. Para meu último filho, Ari, a concepção deve ter sido uma experiência singular. Sua mãe havia jejuado durante 22 dias, bebendo apenas água. Eu havia jejuado por 34 dias. Na primeira vez que fizemos amor após o término do jejum, Ari foi concebido. Embora minha objetividade possa ser parcial, parece-me que Ari é uma criança especialmente clara e radiosa.

Sem dúvida, recomendo um procedimento semelhante a todos aqueles que desejam ser pais. Jejuar, ou purificar o corpo físico por algum outro método — exercícios, bastante sol e ar fresco, repouso, equilíbrio físico, resolução dos problemas emocionais individuais e inter pessoais do casal. Ou seja, estar em condições ótimas em todos os sentidos, antes do momento da concepção. Este pode ser o presente mais importante que os pais talvez dêem a seus filhos.

O parto deve ser simples e responsável. Isto significa usar os métodos de parto naturais tão brilhantemente desenvolvidos por Grantly Dick-Read, Lamaze e Leboyer.[36] À medida do possível, o parto deve ser dirigido pela mãe. Deve ocorrer sem drogas e com um mínimo de assistência. A criança deve vir à luz com equanimidade e fazer uma transição fácil da condição intra-uterina para a extra-uterina.

As drogas bloqueiam o ciclo energético da mãe. O fechamento do ciclo do parto e o vínculo afetivo concomitante ao momento do parto e subseqüente a ele ficam comprometidos quando a mãe não está consciente nestes momentos. A experiência do nascimento fica bloqueada para a criança também, se ela não está plenamente acordada para esta experiência crucial de sua vida. Pacientes de grupo que fazem regressão freqüentemente desejam reviver seus momentos de parto porque as drogas dadas à mãe detiveram o fechamento de seus ciclos de energia, bem como o de suas mães.

A amamentação ao seio é o completamento da gestação. A mãe é dotada pela natureza dos recursos necessários para desenvolver seu feto até o ponto de fazê-lo nascer e, já bebê, até o momento do desmame. No transcorrer desse período, a mãe cria as condições mais simples e mais nutritivas para a nova vida que está chegando ao mundo. Qualquer bloqueio deste ciclo é sentido pelo bebê e geralmente se torna fonte de problemas posteriores ou futuras limitações para a criança.

O atendimento moderno dispensado às crianças assume uma postura sintonizada com a energia da criança, em vez de preocupar-se em "prevenir doenças". Quando Ari estava com dois dias, foi submetido a um exame de rotina por um dos médicos mais progressistas do Norte da Califórnia, região exemplarmente dedicada às vanguardas. E ainda assim, isso foi uma violação. Com a maior delicadeza, o médico examinou-o com o estetoscópio, tomou a temperatura retal, apertou seus testículos, enfiou um cotonete nos seus olhos para colher secreção, a fim de verificar o que eram as pálpebras inchadas. Ari ficou transtornado durante dois dias.

Por que foram necessários esses procedimentos? De fato, não eram. Os olhos estavam irritados por termos, tolamente, permitido que fosse aplicado um ungüento "para o caso de haver gonorréia". A cultura foi colhida "no caso de existir conjuntivite". A temperatura retal foi tomada "só para prevenir alguma infecção". As vacinas serão posteriormente aplicadas "no caso de ser exposto a doenças virais". Ora!

Todas estas providências são tomadas com base no pressuposto de que as doenças vêm de fora. Medicina preventiva significa dar uma pequena quantidade de doença, ou um aumento da resistência, para prevenir doenças graves. Virtualmente toda prática preventiva é incômoda, especialmente para bebês como Ari. Ele está apenas começando a se acostumar ao mundo e já está sendo violado.

Presumo que, se a vida de Ari for agradável, ele não escolherá ficar doente. Se seus pais forem verdadeiros em sua relação e a seu próprio respeito, não criarão condições que Ari julgue difíceis enfrentar. Não são necessários exames desagradáveis, drogas, medicamentos, traumas de tipo algum. Deixem-no comer quando tiver fome, ser limpo quando sua sujeira incomodá-lo — e não a seus pais — e ter atenção quando a desejar. Deixem-no pesquisar suas opções. Deixem-no tornar-se acostumado com seu mundo interno, de modo que não precise participar de tantos grupos de consciência sensorial, quando for mais velho. Deixem-no prestar atenção às pessoas, quando ele o desejar. Então, quando chorar, é sinal de que quer alguma coisa, e não que está necessitando chamar atenção, que ele não obteve dos pais por meios diretos. Se ele estiver incomodando você, deixe que ele saiba. Ele pode enfrentar a realidade.

Raramente as vacinas são dadas pelo bem do bebê, mas para a proteção de seus pais e médico. Estão procurando ser "responsáveis", para evitarem críticas, para evitarem processos penais. O que parece ser o desejo do bebê é de vez em quando ficar sozinho, relacionar-se outras vezes e ter os seus desejos satisfeitos. Nunca vi um que quisesse ser examinado ou vacinado.

A circuncisão é outra prática no mínimo abominável para se evitar problemas. Tem às vezes um fundamento religioso e relaciona-se com a regulação da estimulação sexual. Evidências médicas, anteriormente favoráveis à idéia de que o câncer cervical em mulheres seria reduzido se seus maridos forem circuncizados, têm-se demonstrado profundamente erradas.[80] Em pacientes que regrediram ao início de suas vidas, Lowen[7] e outros constataram que a circuncisão é a origem de muitos problemas emocionais. Outra violação do bebê de sexo masculino.

A abordagem presente sugere o seguinte: que a criança nasça tão naturalmente quanto possível. Provavelmente, o método de Leboyer seja o mais completo. Mantenha-se a relação entre os pais totalmente aberta e honesta, com a consciência pessoal de cada um deles em seu mais alto nível. Siga a energia do bebê: não o considere um inimigo, que lá está para desafiar a sabedoria e o poder de seus pais. Alimente-o ao seio e satisfaça todas as necessidades do bebê quando surgirem, especialmente nos primeiros tempos de recém-nascido, quando sua concepção do mundo estiver se formando. Não viole a criança. Não faça circuncisão, nem vacine, nem tome outras atitudes do gênero, exceto se as circunstâncias exigirem. Se for preciso examinar a criança, que seja feito visualmente, atentando para seu conforto, com a finalidade de evitar-lhe mesmo o desprazer mais momentâneo.

Este tipo de tratamento é geralmente chamado de "mimo" e recebe muitas críticas porque a "criança deve estar preparada desde cedo para a vida dura que terá pela frente". Absurdo! Quanto mais a criança tiver seus desejos satisfeitos enquanto for pequena, mais forte será seu ego e mais fácil será, quando adulto, para ela enfrentar as contrariedades que lhe ocorrerem.

Recentemente, Liedloff[81] deu uma significativa contribuição ao estudo da criação de filhos no período pós-parto. Valendo-se das atitudes dos índios Yequana, da América do Sul, Liedloff recomendou que as crianças sejam carregadas no colo 24 horas por dia, por alguém, pela mãe principalmente, mas não só por ela, até que a criança não mais o queira, sendo este um período que geralmente dura de seis a oito meses. A criança também deve dormir com alguém, e estar presente nos momentos de relação sexual dos adultos; em resumo, a criança deve ser incluída.

Com base no que chama de conceito de *continuum*, Liedloff sente que este é o local certo para receber um recém-nascido e cita nesse sentido vários animais e tribos primitivas que adotam a mesma prática. Em certo sentido, completa adequadamente o processo do parto. As crianças choram quando são afastadas do colo, ela diz, não porque são mimadas mas porque não pertencem ao rés-do-chão. A gratificação da necessidade de ficar no colo,* até que a criança vo-

---

* Em *Tocar, O Significado Humano da Pele*, de Ashley Montagu (Summus, 1988) há informações impressionantes a respeito dos efeitos da prática citada. (N.T.)

luntariamente engatinhe para outro lugar e comece a explorar o ambiente, mitiga a necessidade da busca incessante de retorno a este estado de segurança.

O conceito de *continuum* é um exemplo excelente do princípio do completamento. Permitir à criança completar o ciclo de energia do nascimento faz com que seja capaz de ir adiante pela vida, sem a necessidade de um retorno constante para completar o inconcluso.

Não estou recomendando todos os procedimentos acima citados para todos os pais. Somente se você se sentir de acordo com esta filosofia é que ela será benéfica. Se você se preocupa com doenças, dê vacinas. Se você fica ansioso por causa da circuncisão, faça-a. A redução de sua ansiedade é motivo suficiente para fazer estas coisas. Se você não ficar ansioso por causa destes fatores, então, a meu ver, os procedimentos recomendados são mais válidos.

VIVER

Conceitos como escolha e honestidade total são muito estranhos diante do modo como fui criado. Soam esquisito. E também é esquisito todo o impacto da noção de auto-esclarecimento. Vim de um lar moderadamente judeu, quase classe média, desfeito, no qual idéias tão elevadas raramente se mencionavam. As questões imediatas da prática da vida predominavam na interação.

Ainda sinto esporadicamente a antiga reação ás idéias da profunda simplicidade. Visto sob o prisma histórico, pessoal, tudo que acabei de escrever não tem o menor sentido. Posso ouvir meus parentes dizendo para mim: "Sim, está uma beleza, queridinho, mas por que você não vai à luta e arruma um emprego decente, e pára de se incomodar com essas coisas?".

Quanto mais cresce minha crença nestas idéias, mais capto mudanças em minha forma de ser. Com mais honestidade, sinto-me mais claro e livre. Quando aceito que escolho minha vida, sinto-me fluir mais. Um grande anel de tensão se dissipa e me sinto mais capaz de enfrentar o que for que me aconteça. Uma crescente conscientização de mim mesmo tende a fazer diminuírem os grandes mistérios. A vida não é tão complicada porque agora vejo como posso influenciá-la.

Crer cada vez mais nestes princípios faz-me ficar mais leve. A vida torna-se menos escura e lenta. Está se tornando cada vez mais um jogo, do qual posso me afastar a qualquer momento para observar como estou participando dele. E estou começando a aprender como mudar o modo como estou jogando, quando não gosto do que está acontecendo.

Diante destes referenciais, descubro que estou sempre me lembrando: é bom ser honesto, consciente, responsável e simples; e se eu não gostar de ser honesto e consciente, simples e responsável, está certo.

185

Se você não dá seu peito ao bebê, está certo. Se eu vou ao médico, ou tomo sorvete, se fico zangado, assustado, deprimido, ou não faço ginástica, está certo. Saber que estas práticas da profunda simplicidade fazem bem não significa que eu deva obedecê-las o tempo todo ou a qualquer momento. Não preciso me sentir culpado ou ruim. Tudo o que está acontecendo é que não as estou realizando. É só.

ESCURECIMENTO

Às vezes minha tentativa no sentido do crescimento se torna objeto de diversão para aquela parte em mim que está me observando. Há alguns anos, fiquei cansado de me iluminar. Durante certo tempo, pelo menos, só queria ser fechado e desonesto, comer rodelas de cebola empanadas e fritas e ficar com espinhas, comer um bolo de chocolate gigantesco e engordar. De modo que criei um *workshop* chamado Escurecimento só para me permitir isto. No Escurecimento, todas as regras habituais estão modificadas. Passamos uma semana sendo horríveis. Era o momento da superficialidade. Tentar causar boa impressão, contar mentiras para conseguir o que se quer, culpar os outros pelos próprios problemas eram as atitudes "in". Fazíamos perguntas em vez de afirmações e dizíamos "as pessoas pensam", em vez de "na minha opinião"; e "a gente", em vez de "eu"; "não pode" em lugar de "não farei"; e "não sei" quando não queríamos pensar a respeito do assunto. Era permitido e incentivado beber bastante, especialmente uísque puro.

Durante o *workshop* ensinamos às pessoas sobre o que se obcecar enquanto meditassem, e como andar de modo rígido e respirar de maneira limitada. Fumar era interessante, e dois cigarros de cada vez. Dávamos notas o tempo todo. Tínhamos uma sessão de reclamações em que os participantes pensavam nas coisas de que não gostavam a seu próprio respeito. Então culpavam outros membros do grupo por suas dificuldades. "Se você não me enchesse tanto o saco, eu poderia pensar melhor." Depois atribuíam as dificuldades que sentiam como sendo culpa dos homens e das mulheres do grupo, do líder do grupo, do *workshop*, do ambiente, da situação econômica do país, da atmosfera política, de seus país, cônjuges, expectativas de papel, de suas obrigações, do que Nixon tinha feito para o país, e, evidentemente, em última análise, de como tudo de ruim em suas vidas era culpa de Deus Todo-Poderoso.

A embaraçosa revelação deste exercício foi a facilidade com que podíamos pensar rápido nas mais lógicas razões para se atribuir cada culpa. A lição a tirar foi a insensatez de se culpar alguém ou alguma situação depois que tudo já acabou. O que resta é só o prazer que se pode tirar de pôr a culpa em algo fora de si.

Uma conclusão surpreendente tirada do *workshop* foi que o resultado se mostrou praticamente o mesmo dos outros *workshops* normais. A chave foi a conscientização. Conforme as pessoas iam ficando mais conscientes a respeito de como se torturavam e de como se faziam sentir péssimas, também tomaram consciência de como não fazer isso. Tiveram momentos sensacionais fazendo a caricatura de si mesmas, e vendo então sob uma óptica adequada um aspecto muito difícil em suas vidas. Junto com a conscientização veio a percepção de comédia humana, ao lado do entendimento da escolha, e da percepção de que tudo aquilo era passível de ser mudado.

Um dos aspectos distintivos deste *workshop* foi o das sessões de ensino. Cada pessoa contava para o grupo seu pior lado (traço) e depois ensinava aos outros como adquiri-lo. Provavelmente, o melhor jogador de Escurecimento foi o rapaz que contou ao grupo que seu problema era não terminar as coisas. Havia dado início a uma dezena de projetos, mas nunca encontrava tempo para completá-los. Na tarde de quarta-feira ele iria ensinar ao grupo como não terminar as coisas. A tarde chegou e ele havia desistido do grupo.

Quando a vida parece muito, muito difícil, e eu pareço estar me levando muito, muito a sério, olho para mim mesmo e penso na frase de James Joyce: *"Nos ad manum ballum jocabimus"*.

"Vamos jogar handebol."

EPÍLOGO

— Eu queria muito que Ari tivesse ficado um minuto mais sintonizado. Queria perguntar-lhe mais uma coisa.
— Você quer o quê? — perguntou a mãe dele.
— Bem, sabe, eu tive uma fantasiazinha de que Ari me explicaria umas coisas...
— Um humm... E o que foi que, han, ele deixou de explicar para você?
— Que se você tomar consciência, e for honesto e responsável por você mesmo, e natural — e então? Não é um problema mesmo? Não é uma coisa pesada? A vida não é difícil, sempre nos pondo à prova? O que acontece com a pessoa que finalmente atinge esse estágio?
— Que pena que ele não pode responder, a menos que...
— A menos que o quê?
— A menos que você aceite uma resposta não-verbal.
— O que é que você quer dizer?
— Ari parece que está sempre se divertindo.

NOTAS

1. Schutz, W. *Elements of Encounter*. Nova York: Bantam, 1975. (Publicação original, 1973)
2. _____. *Body Fantasy*. Nova York: Harper &. Row, 1977. (Publicação original, 1976).
3. Brown, B. *New Mind, New Body*. Nova York: Bantan, 1975.
4. Simonton, O., Simonton, S. e Creighton, J. *Com a Vida de Novo*. São Paulo: Summus Editorial, 1987
5. Geller, U. *Uri Geller, My Story*. Nova York: Praeger, 1975.
6. Smith, A. *Powers of Mind*. Nova York: Ballantine, 1976.
7. Para estudos introdutórios das abordagens citadas, ver as seguintes obras: Schutz, W. *Elements of Encounter, ibid*. Perls, F. *Gestalt-Terapia Explicada*. São Paulo: Summus Editorial, 1977.
Schytz, W. *Body Fantasy, ibid,* (para conhecer o *rolfing*).
Schutz, W. *Here Comes Everbody*. Nova York: Harper & Row, 1972 (para conhecer o *rolfing*).
Rolf, I. *Rolfing: The Integration of Human Structures,* Boulder, Colorado: Rolf Institute, 1977.
Berne, E. *Games People Play*. Nova York: Grove Press, 1964 (para conhecer Análise Transacional).
Steiner, C. *Scripts People Live*. Nova York: Bantam, 1975 (também para Análise Transacional).
Lowen, A. *Bioenergética*. São Paulo: Summus Editorial, 1982.
Lilly, J. *The Center of the Cyclone*. Nova York: Bantam, 1973 (para conhecer Arica).
Benson, H. e Klipper, M. *The Relaxation Response*. Nova York: Avon, 1976.
Huang. A. *Expansão e Recolhimento*. São Paulo, Summus Editorial, 1979.
Yamada, Y. *Aikido*. Cedar Knolls, Nova Jérsei: Wehman, 1974.
Barlow, W. *The Alexander Technique*. Nova York: Knopf, 1973.

Feldenkrais, M. *Consciência pelo Movimento.* São Paulo: Summus Editorial, 1977.

Spino. M. *Beyond Jogging.* Berkeley: Celestial Arts, 1976.

Shelton, H. *Festing Can Save Your Life.* Chicago: Natural Hygiene Press, 1964.

Vishnudevananda, S. *The Complete Illustrated Book of Yoga,* vol. I e II. Nova York: Pocket Books, 1960.

Hoffman, B. *Getting Divorced from Mother and Dad.* Nova York: E.P. Dutton, 1976.

Prestera, H. e Kurtz, R. *The Body Reveals.* Nova York: Bantam, 1977.

Dychtwald, K. *Corpomente.* São Paulo: Summus Editorial, 1984.

Hubbard, L. *Dianetics.* Los Angeles: American Saint Hill Organization, 1973.

Orr, L. e Ray, S. *Rebirthing is the New Age.* Millbrae, Califórnia: Celestial Arts, 1977.

Janov, A. *Primal Man: The New Consciousness.* Nova York: Crowell, 1976.

Dass, R. *Be Here Now.* Nova York: Crown, 1971.

Assagioli, R. *Psychosynthesis.* Nova York: Viking Press, 1971.

Katinka, Matson compilou breves descrições de todos estes métodos e de mais alguns em *The Psychology Today Omnibook of Personal Development.* Nova York: Morrow, 1977.

8. Schutz, W. *Joy.* Nova York: Ballantine, 1973

9. A idéia da consciência corporal total está descrita no livro de Michael Murphy, *Jacob Atabet.* Millbrae, Califórnia: Celestial Arts, 1977.

10. Extraído do *Evangelho da Paz de Jesus Cristo pelo Apóstolo João.* Berkeley: Califórnia Shambala, 1970, pág. 130.

11. Alguns exemplos de pessoas e/ou instituições* que pesquisam o holismo: *Wholistic Health and Nutrition Institute.* Mill Valley, Califórnia.
Humanistic Law Institute. Paul Savoy, John F. Kennedy University, Orinda, Califórnia.
Holistic Politics. John Vasconcellos Assembléia Legislativa da Califórnia, Sacramento, Califórnia.
Holistic Dentistry. Stephen, L., Gold, D.D.S., M.P.H. Universidade da Califórnia, Faculdade de Odontologia, São Francisco, Califórnia.
Holistic Business. Robert Schwartz, Tarrytown, House, Tarrytown, Nova York.
Holistic Sports (ver Nota 78).
Holistic Childbirth. Leni Schwartz, Mill Valley, Califórnia.
Center for Holistic Studies, Antioch University West, São Francisco, Califórnia. Will Schutz, Diretor ( ).

12. Greenberg, D. "Cancer: Now the Bad News", *Journal of the International Academy of Preventive Medicine.* Vol. II, n.º 2, segundo trimestre, 1975, págs. 23:29

---

* No Brasil, a Universidade Holística Internacional de Brasília, cujo presidente é o escritor e professor Pierre Weil, representa um esforço conjunto de pessoas humanistas empenhadas na concretização destes princípios em nosso meio. (N.T.)

13. A técnica da produção dirigida de imagens é extremamente eficaz para a localização em profundidade de problemas emocionais graves e também para a elaboração dos mesmos. O método foi originalmente descrito em Desoille, B., *The Directed Daydream* e em Leuner, H., *Initiated Symbol Projection*, ambos publicados em Nova York, em 1965, por Psychosynthesis Research Foundation. O método é um instrumento fundamental usado na história de *Body Fantasy*, ibid.
14. Schutz, W. *Here Comes Everybody, op. cit.*
15. Kelley, C. *New Techniques of Vision Improvement.* Santa Monica, Califórnia: Inter-science Workshop (atualmente Radix), 1971.
16. O *rolfing* é um método de massagem profunda cuja finalidade é o realinhamento do corpo, para que se torne mais consistente com a gravidade. O realinhamento provoca o relaxamento das tensões musculares, o aumento do movimento e da energia. O método está descrito com mais detalhes em dois de meus livros, *Body Fantasy* e *Here Comes Everybody*, e também no livro de Ida Rolf, *Rolfing.*
17. Blake, W. *The Marriage of Heaven and Hell.* Coral Gables, Flórida, University of Miami Press, 1973.
18. Feldenkrais, M. *Body and Mature Behavior.* Nova York: International Universities Press, 1970.
19. Green, E. e Green, A. *Regulating our Mind-Body Processes.* Topeka, Kansas Research Department, Menninger Foundation, 1973.
20. McWhirter, N. e R. *Guinness Book of World Records.* Nova York: Bantam, 1976.
21. Geller, U. *op. cit.*
22. Roberts, J. *The Nature of Personal Reality.* Nova York: Bantam, 1978.
23. Bradford, L. *National Training Laboratories: Its History 1947-1970.* Edição privada, 1974.
24. Schutz W. *An Approach to the Development of Human Potential.* Relatório sobre o Continuing Human Relations Lab em Bethel, Maine, 15 de agosto de 1963. Os outros três líderes do *workshop* eram Charles Seashore, Herbert Shepard, Robert Tannenbaum
25. Robert, J. *The Seth Material.* Nova York: Bantam, 1976. Roberts, J. *Seth Jornal.* Nova York: Bantam, 1974. Roberts, J. *The Nature of Personal Reality.* Nova York: Bantam, 1978.
26. Axioma n.º 10 do treinamento de Arica, de Oscar Ichazo. Pode-se receber o material escrevendo para Arica Institute, 57th Street e 5xth Avenue, cidade de Nova York, 10019.
27. Extraído de *est* (Erhard Seminars Training), sistema de treinamento desenvolvido e escrito por Werner Erhard.
28. Greenwald, H. *Direct Decision Therapy.* Nova York: Knapp, 1973.
29. Reich, W. *Escuta Zé Ninguém.* Londres: Penguin, 1975 (publicação original, 1948).
30. Perls, F., Hefferline, R., e Goodman, P. *Gestalt Therapy.* Nova York: Dell, 1951.
31. Esta é uma técnica de terapia usada pela Gestalt (vide Perls *et. al., op. cit.*), na qual a pessoa conversa com um aspecto de si mesma, neste

caso, sua culpa, e apenas diz o que vier espontaneamente à mente. Ela mantém um diálogo entre si mesma e sua culpa, desempenhando ambos os papéis. Mudará de lugar conforme o papel, falará com tons de voz diferentes e usará gestos diferentes, se estes elementos ocorrerem espontaneamente, conforme desempenha o evento. É uma técnica muito útil para descobrir rapidamente vários fatores subjacentes a sentimento, de outro modo incompreensíveis.

32. Este é um aspecto levantado por Werner Erhard em seu treinamento *est*.

33. Steiner, C. *op. cit.*

34. Miller, S., Remen, N., Barbour, A., Nakles, M., Miller, S., e Garell, D. *Dimensions in Humanistic Medicine*. São Francisco: Institute for the Study of Humanistic Medicine, 1975.

35. Hall, M. *Man, the Grand Symbol of the Mysteries*. Los Angeles: Philosophical Research Society, 1947 (original de 1932), págs. 87-89. Este livro apresenta uma ampla discussão da perspectiva oculta da Anatomia e da relação entre as leis anatômicas e as leis do Universo.

36. Dick-Read, G. *Childbirth Without Fear*. Nova York: Harper & Row, 1970.

   Karmel, M. *Thank You, Dr. Lamaze: A Mother's Experience in Painless Childbirth*. Nova York: Doubleday, 1971 (publicação original de 1959).

   Leboyer, F. *Nascer Sorrindo*, São Paulo: Editora Brasiliense, 1977.

37. Shelton, H. *The Hygienic Care of Children*. Chicago: Natural Hygiene Press, 1970. (Publicação original, 1931.)

38. Uma descrição detalhada e uma discussão abrangente dos grupos de encontros estão em *Elements of Encounter, op. cit.*

39. Russel, B. e Whitehead, A. *Principia Mathematica*, Vols. 1-3. Cambridge, Inglaterra: The University Press, 1925.

40. Posteriormente, deu-se uma controvérsia relativa a se teriam efetivamente alcançado seu objetivo. Vide Godel, K. *On Formally Undecidable Propositions of Principia Mathematica and Related Systems* (traduzido por B. Meltzer). Nova York: Basic Books, 1962 (publicação original de 1931).

41. Thomas, L. *The Lives of a Cell: Notes of a Biology Watcher*. Nova York: Bantam, 1975

42. Shelton, H. *Fasting Can Save Your Life, op. cit.*

43. Shelton, H. *Natural Hygiene, Man's Pristine Way of Life*. Sän Antonio: Dr. Shelton's Health School, 1968

44. Rajneesh, B. *The Way of the White Cloud*. Poona, Índia: Rajneesh Foundation, 1976.

45. Para a descrição desta visita, ver ''Joy Meets Love in Poona'', fita em videocassete, que se obtém mediante pedido para Big Sur Alcordings, Big Sur, Califórnia, 93920 (a/c de Paul Herbert).

46. Feldenkrais, M. *op. cit.* Existem muitas fitas de vídeo destes exercícios que são de grande utilidade. Podem ser encomendados a Big Sur Recordings, Big Sur, California, 93920 (a/c de Paul Herbert).

47. Vide Simeons, A. T. W., *Man's Pressumptous Brain*, Nova York: Dutton, 1961. Alexander, F. *Psychosomatic Medicine: Its Principles and*

Applications. Nova York: Norton, 1965.
Para um levantamento mais recente e conhecido, vide Lewis, H. e M. *Psychosomatics: How Your Emotions Can Damage Your Health.* Nova York: Pinnacle Books, 1975.
48. Esquemas semelhantes foram criados por:
Mead, G. *The Philosophy of the Act.* Chicago: University of Chicago Press, 1972. (Impulso, Percepção, Manipulação, Consumação — o ato aplicado a situações sociais.)
Reich, W. *The Function of the Orgasm.* Nova York: Pocket Books, 1975. (Tensão, Carga, Descarga, Relaxamento.)
Os passos do Método Científico são freqüentemente descritos como: Problema, Hipótese, Teste e Resultado.
Os tipos corporais seguintes: sem tônus, bloqueado e encouraçado são relativamente equivalentes aos de Lowen: oral, masoquista e rígido. Vide Lowen, A. *The Language of the Body.* Nova York: Collier, 1971. (publicação original de 1958)
49. Esta técnica está explicada e ilustrada minuciosamente em *Body Fantasy, op. cit.*
50. Este princípio está descrito em *Body Fantasy, op. cit.* pág. 10.
51. A teoria que usa a Inclusão, o Controle e o Afeto (também chamada FIRO), vem sendo progressivamente apresentada em formas cada vez mais evoluídas na maioria de meus livros. Sua primeira apresentação ocorreu em *The Interpersonal Underworld* (FIRO). Palo Alto: Science and Behavior Books, 1966. (publicação original de 1958). Uma revisão de muitos estudos que convergem para estas três dimensões está presente no Capítulo 2.
A apresentação mais completa, endossada por pesquisas empíricas e aplicada à administração escolar, vem a público em meu trabalho intitulado *Leaders of Schools.* La Jolla, Califórnia: University Associates, 1977.
Existem várias escalas disponíveis para a mensuração de diversos aspectos do comportamento, incluindo FIRO-B (comportamento interpessoal), FIRO-F (sentimentos interpessoais), FIRO-BC (FIRO-B para crianças), LIPHE (relação com pais), MATE (compatibilidade de casais), COPE (mecanismos de defesa ou enfrentamento), e VAL-ED (valores educacionais). Todas estas e mais um manual, FIRO AWARENESS SCALES, podem ser obtidas mediante pedido a Consulting Psychologists Press, 577 College Ave. Palo Alto, Califórnia, 94306.
52. Vide Spitz, R. "Hospitalism: An Inquiry into the Genesis of Psychiatric Conditions in Early Childhood". *In* Anna Freud (ed.) *Psychoanalytic Study of the Child.* Nova York: International University Press, 1945.
53. Elvin Semrad é um psicanalista didata e um de meus primeiros professores de processos grupais. O conceito da questão aperitivo foi um dos que ele criou e descreveu para um de nossos grupos, numa sessão de treinamento em Boston, em meados de 1950.
54. Johnson, A., Shapiro, L. e Alexander, F. "A Preliminary Report on a Psychosomatic Study of Rheumatoid Arthritis". *Psychosomatic Medicine* 9 (1947): 295.

55. "Prayers at Synagogue Stave Off Heart Attacks". Jerusalém *Post*, 29 de fevereiro de 1971. Este é um relato do Projeto Israelense de Doenças Cardíacas Isquêmicas.
56. *Science News* (113: 378-382).
57. *The Interpersonal Underworld* (FIRO). *op. cit.*
58. Glueck, S. e Glueck, E. *Unraveling Juvenile Delinquency*. Nova York: Commonwealth Fund, 1950.
59. Kennan, G. *Encounter Magazine*. Londres, outono, 1976.
60. Elves, A. "The Crisis of Confidence of Social Psychology", *American Psychologist*, outubro de 1975, págs. 967-76.
61. Ostrow, R. "No Substancial Drop in Crime for 5-10 Years", *Los Angeles Times*, 24 de novembro de 1974.
62. Dubin, R. "Assaulting the Tower of Babel", revisão do livro de Argyris, C., *Behind the Front Page, in Contemporary Psychology*, Vol. 20, n.º 11, 1975.
63. Carlson, R. *The End of Medicine*. Nova York: Wiley, 1975.
64. Sommer, R. *The End of Imprisonment*. Nova York: Oxford, 1976.
65. Gerald Ford, citado em *Time Magazine*, 23 de agosto de 1976, pág. 21
66. Rhodes, J. *The Futile System. How to Unchain Congress and Make the System Work Again*. Nova York: Doubleday, 1976.
67. Mill, J. S. *On Liberty*. Nova York: Norton, 1975 (publicação original, 1912).
68. Greacen, J. "Arbitration, A Tool for Criminal Cases? A Proposal for Bringing the Wisdom of Civil Settlements into Our Criminal Justice System". Disponível no National Institute of Law Enforcement and Criminal Justice. Washington.
69. Extraído de *Improving California's Mental Health System: Policy Findings and Recommendations* (pág. 46) Subcomitê Permanente da Assembléia da Califórnia sobre Saúde Mental e Deficiências Desenvolvimentais, 31 de janeiro de 1978.
70. "Is It Time to Give Up On Prisons?" *San Francisco Chronicle*, 4 de maio de 1976.
71. "Former Felons Plan for Social Reform is Urged in New Norton Book" Entrevista com John Maher da rua Delancey. *Publishers Weekly*, 208: 54-55, 29 de dezembro de 1975.
72. Glasser, R. *The Body is the Hero*. Nova York: Random House, 1976.
73. McQuade, W. e Aikman, A. *Stress*. Nova York: Bantam, 1975.
74. Reich, W. *The Concept of Space*. (V. Carfagus, tradutor). Nova York: Ferrar, Straus & Giroux, 1958.
75. Marin, R. "The New Narcisism", *Harper's Magazine*. Dezembro de 1975, págs. 45-50
76. *Ebony* (revista), agosto de 1978.
77. New Games Foundation, Fluegelman, A. (ed.) *New Games Book*. Nova York: Doubleday, 1976.
78. Vide Murphy, M. *The Psychic Side of Sports*, Reading, Pa: Addison-Wesley, 1978. Abordagens semelhantes do esporte são descritas em: Leonard, G. *The Ultimate Athlete*. Nova York: Avon, 1977. Gallwey, W. *The Inner Game of Tennis*, 1974; e Spino, M. *Beoynd Jogging*.

79. *Handball Magazine,* setembro de 1975, carta ao editor.
80. Bryk, F. *Circumcision in Man and Woman: Its History, Psychology and Ethology* (traduzido por Bergen, D.) Nova York: American Ethological Press, 1974 (publicação original, 1934).
    Lake, A. "Circumcision: Is It Necessary?" *McCall's Magazine,* 103:36, junho de 1976.
81. Liedloff, J. *The Continuum Concept.* Londres: Futura, 1975.

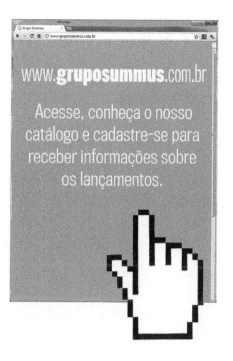